Vorträge von William Emerson

William Emerson

Behandlung von Geburtstraumata bei Säuglingen und Kindern

Gesammelte Vorträge

Herausgegeben von Ludwig Janus

Aus dem Amerikanischen übersetzt von Ludwig Janus und Beate-Diana Herchenbach

Mattes Verlag Heidelberg

William Emerson
www.emersonbirthrx.com

Bibliographische Information Der Deutschen Bibliothek
Die Deutsche Bibliothek verzeichnet diese Publikation in der Deutschen Nationalbibliographie; detaillierte bibliographische Daten sind im Internet über http://dnb.ddb.de abrufbar.

Mattes Verlag 2012

ISBN 978-3-86809-056-7

Hergestellt in Deutschland

Vorwort

In den letzten Jahren ist die lebensgeschichtliche Bedeutung von frühen vorsprachlichen Erfahrungen bis in die Zeit vor der Geburt und während der Geburt zunehmend anerkannt worden. Der biografische Raum hat sich um die Zeit vor der Geburt erweitert und damit hat auch die affektive Erfahrung des Weltenwechsels der Geburt größere Beachtung gefunden. Für die Psychotherapie bedeutet dies, neurotische und psychosomatische Symptome können auch in unverarbeiteten Erfahrungen aus der Zeit vor und während der Geburt wurzeln. Darum ist diese frühe Zeit in die Anamnese einzubeziehen. Für die psychotherapeutische Praxis heißt das auch, dass die Erfahrungen aus dieser Zeit in der psychotherapeutischen Situation präsent sind, aber wegen ihres vorsprachlichen Charakters in einer verborgeneren Weise. Deshalb wurden sie bisher in der Psychotherapie nur am Rande beachtet.

Seit den siebziger Jahren etwa gibt es in verschiedenen Psychotherapien die Bemühung, auch diese vorsprachlichen Erfahrungen eindeutiger zu erfassen. Hier spielt die Primärtherapie eine besondere Rolle, indem sie in der therapeutischen Situation ganz auf das emotionale Erleben und die Empfindungen fokussierte. Auf diesem Wege war es bei manchen Patienten möglich, früheste vorsprachliche Erfahrungen unmittelbar dem Erleben zugänglich zu machen. Dies bezog sich aber ganz auf die Therapie mit Erwachsenen. Die Frage, ob dieses methodische Vorgehen auch bei Kindern möglich wäre, blieb offen. Es ist das besondere Verdienst von William Emerson, hier einen Zugangsweg erschlossen zu haben.

Nach jahrelanger Praxis in der Primärtherapie mit Erwachsenen begann er in den siebziger Jahren auch mit Kindern und später auch mit Säuglingen therapeutisch zu arbeiten. Auffälliges Verhalten bei Kindern und Säuglingen konnte von William Emerson zunehmend als Mitteilung von vorsprachlichen Erfahrungen entschlüsselt werden, und insbesondere auch als von vorgeburtlichen und geburtlichen Erfahrungen. Er verstand solches Verhalten als spontane Aktualisierung von unverarbeiteten Erfahrungen und schuf in der Therapie, häufig mit den Eltern, eine emotional sichere Situation, in der das Kind oder auch der Säugling seine ihn belastenden Erfahrungen in einer unterstützenden Situation nacherleben und verarbeiten konnte.

Emerson berichtete fortlaufend in Vorträgen und Interviews über den Fortschritt seiner therapeutischen Arbeit und die tiefen Einsichten in das frühe Erleben, die er dabei gewann. Diese Vorträge und Interviews wurden 1996 veröffentlicht. Der Wert dieser Veröffentlichung bestand darin, dass hier ein neuer psychotherapeutischer Bereich zum Verständnis von Säuglingen und Kindern zugänglich gemacht wurde und der Weg, auf dem dies geschah, ganz unmittelbar nachvollziehbar gemacht wurde. Deshalb fassten Beate-Diana Herchenbach und ich sogleich den Plan, diese wichtigen Arbeiten ins Deutsche zu übersetzen. Im Jahre 2000 konnten sie als Veröffentlichung im Rahmen der ISPPM erscheinen. Da das Interesse an den diagnostischen Erfassung von Folgen traumatischer Belastungen in der vorsprachlichen Zeit und den therapeutischen Möglichkeiten in der letzten Zeit deutlich gewachsen ist, habe ich mich entschlossen, die Texte als Buch neu herauszugeben, um sie so leichter zugänglich zu machen. Sie sind heute noch genau so aktuell wie bei ihrer Erstveröffentlichung, da wegen der Zersplitterung des psychotherapeutischen Feldes die Ergebnisse der regressionstherapeutischen Befunde insbesondere bei der Behandlung von Säuglingen noch kaum rezipiert wurden. Hier will das Buch Verbindungen schaffen.

Die in diesem Text mitgeteilten Beobachtungen haben in der Zwischenzeit eine breite Bestätigung und Fortsetzung gefunden, siehe www.emerson birthrx.com, www.karltonterry.com. www.ippe.com, www.raycastellino.com, www.franz-renggli.ch, www.koerperpsychotherapie.ch, u. a., siehe auch www.isppm.de, www.birthpsychology.com. Die moderne invasive Geburtsmedizin hat auf der einen Seite Geburt entscheidend sicherer gemacht, hat aber auf der seelischen Ebene vielerlei Belastungen zur Folge, die einen Hintergrund bei späteren seelischen Schwierigkeiten bilden können. Darum ist die Förderung der psychotherapeutischen Kompetenz in diesem Bereich dringlich. Die Situation im Bereich der erfahrungsbezogenen Psychotherapieforschung bedarf einer kleinen Erläuterung.

Wegen des subjektiven Faktors bei der Erforschung seelischer Zusammenhänge ist der Verstehensbereich des einzelnen Forschers notwendigerweise begrenzt. Die Pioniere der modernen Tiefenpsychologie erschlossen deshalb jeweils unterschiedliche Bereiche, Freud etwa die ödipale Problematik, Adler die Selbstwertproblematik, Jung die kollektiven Seelenbilder und den Individuationsprozess, Rank die traumatischen Aspekte der Geburt, usw.. All diese Bereiche haben ihre eigene Bedeutung und ergänzen einander. Die Entwicklung verlief jedoch so, dass sich um die Pioniere

Schulen oder Gruppen bildeten, in denen die jeweilige Erkenntnisperspektive absolut gesetzt wurde. Besonders ausgeprägt war dies in Bezug auf die Erforschung der vorgeburtlichen und geburtlichen Erfahrungen. Wenn auch innerhalb der Psychoanalyse von Forschern wie Rank, Graber, Fodor, Mott und anderen entscheidende Einsichten gewonnen wurden, konnten sich diese jedoch wegen der Dominanz der Schulengründer Freud, Adler und Jung nicht durchsetzen. Erst außerhalb der analytischen Gruppierungen war es ab den siebziger Jahren möglich, im Rahmen der so genannten humanistischen Psychologie konsequente Forschungsarbeit und Diskussion zu leisten. Wichtige Pioniere in diesem Bereich waren Arthur Janov, Stanislav Grof und eben William Emerson, dessen Entdeckungsweg der Säuglingstherapie in diesen Texten zugänglich gemacht wird. Die Zeit ist überreif, diesen Beobachtungen Erkenntnisse aus einem vorsprachlichen Setting mit dem Erfahrungsraum der an Sprache orientierten tiefenpsychologischen und psychoanalytischen Therapien in Bezug zu setzen, um so den psychotherapeutischen Wahrnehmungsraum und die therapeutischen Handlungsmöglichkeiten zu erweitern. Hierzu will dieses Buch einen Beitrag leisten.

Heidelberg, im Dezember 2011 — Ludwig Janus

Inhalt

Leben, Geburt, Wiedergeburt und ihre verwirrenden Widerspiegelungen

Leben und Geburt haben erstaunliche wechselseitige Verbindungen. Deshalb kann das Wiedererleben der eigenen Geburt, was hier mit Wiedergeburt gemeint ist, tiefe Einsichten bringen und in der Regel eine äußerst befreiende und potentiell wachstumsfördernde Erfahrung sein.

Die Absicht dieses Artikels ist, die Beziehung zwischen Geburt und Wiedergeburt zu klären, eine Theorie zum Verständnis der Geburt zu entwickeln und die potentiellen Auswirkungen der Geburt auf die Lebensgeschichte zu diskutieren. Aus Forschungsbefunden ist klar, daß die Geburt eine traumatische und schwierige Erfahrung für das Neugeborene ist und daß die Geburt eine Erfahrung ist, die den Hintergrund für vieles bildet, was später geschieht. Weiterhin ist klar, daß das Wiedererleben der Geburt, wenn es in einer integrativen Weise geschieht, ein extrem wertvolles therapeutisches Mittel zur Verarbeitung von seelischen Verletzungen bei der Geburt ist.

Meine Beobachtungen über das Wiedererleben von Geburtserfahrungen habe ich in den letzten fünf Jahren gesammelt. In dieser Zeit begleitete ich ungefähr über 2500 Stunden Wiedergeburtserfahrungen und machte davon entweder Videodokumentationen oder hatte Protokolle von Beobachtern von jeder Wiedergeburtssitzung. Darüber hinaus wurden Nachfolgeuntersuchungen zu den Wiedergeburtssitzungen gemacht, um das Ausmaß der subjektiven und objektiven Veränderungen nach der Wiedergeburtserfahrung zu bestimmen. Wann immer möglich, wurden Informationen zur Klärung der Validität der Wiedergeburtserfahrung im Vergleich mit der wirklichen Geburt eingeholt. In solchen Fällen wurden entweder die Mutter, beide Eltern oder Personen, die bei der Geburt dabei waren, befragt, um die Entsprechungen zwischen Wiedergeburtserleben und wirklicher Geburt zu bestimmen. Die Hauptmethode zur Förderung von Geburtserleben war die hypnotische Altersregression, obwohl auch psycholytische Mittel (Stanislav Grof), Simulationsmethoden (Frank Lake), Atemtechniken (Leonard Orr) und andere Annäherungswege gelegentlich ver-

---

Erstveröffentlichung in: Self and Society, Special Issue, 1977.

wandt wurden. Aus diesen Bemühungen haben sich die folgenden grundlegenden Schlüsse und Feststellungen ergeben.

Verwandtschaft zwischen Wiedergeburtserleben und Geburt

> „Die Welt bricht jeden und manche sind danach stark in ihrer Gebrochenheit"
> (Farewell two Arms, Hemingway).

Geburt ist eine prägende Grunderfahrung und sie kann traumatisch sein. Aus Beobachtungen der sogenannten sequentiellen Regression geht eindeutig hervor, daß aktuelle Lebensschwierigkeiten oft nur durch pränatale oder perinatale Primärarbeit aufzulösen sind. Darüber hinaus kommt es oft zu anderen und bedeutsamen Veränderungen, wenn jemand seine Geburt vollständig wiedererlebt hat. Diese Veränderungen sind nicht nur subjektiv, sondern auch objektiv im Sinne von Verhaltensänderungen und ebenso von Veränderungen, die von Außenstehenden bemerkt werden.

Ein gutes Beispiel ist ein Mann, der einer Behandlung wenig zugänglich war, und der als „schizoide Persönlichkeit mit starken paranoiden und wahnhaften Tendenzen" diagnostiziert war. Der wichtigste wahnhafte Aspekt war seine Paranoia, die sehr chronisch und starr war. Als er zu perinatalen Ereignissen regredierte, erlebte er sich als jemand, „der von denen draußen verfolgt wurde, dem giftige Substanzen eingeflößt wurden und der durch dunkle Mächte vergiftet wurde". Nach dieser Erfahrung löste sich seine Paranoia auf. Die Nachprüfung der wirklichen Geburtsumstände ergab zu seinem Erstaunen, daß er eine traumatische Kaiserschnittgeburt war (die Verfolgung von denen draußen) und daß seine Mutter im letzten Drittel der Schwangerschaft versucht hatte, sich mit Tabletten das Leben zu nehmen. Diese Themen waren ganz offenbar auch in der Gestaltung seines Lebens wirksam. Er arbeitete als Detektiv, war in besessener Weise mit Verfolgen und Verfolgtwerden beschäftigt, hatte kleinere Erfahrungen mit Drogen und wurde von seinen Mitarbeitern als etwas übereifrig bei Drogenfällen angesehen. Nach Abschluß seiner pränatalen Primärarbeit wurde er von seinen Kollegen als „normaler" wahrgenommen und begann, Interesse an anderen Aspekten der Detektivarbeit zu entwickeln, um die er sich bisher nicht gekümmert hatte.

Im allgemeinen ist die Beziehung zwischen Wiedergeburtserleben und wirklicher Geburt überraschend konsistent. Wenn man die Fälle nimmt, wo die Geburtsumstände wahrscheinlich nicht dem Kind mitgeteilt worden waren, was das Wiedergeburtserleben hätte beeinflussen können, war die Entsprechung erstaunlich genau. Eine Beeinflussung war in folgenden Fällen weitgehend ausgeschlossen: Bei Tod der Eltern kurz nach der Geburt, wenn die Eltern zuverlässig keine Geburtsumstände erwähnt hatten, oder wenn die Mutter bestimmte Ereignisse bei der Geburt, wie z. B. eine Nabelschnurumschlingung, nicht wahrnehmen konnte und diese bei der Wiedergeburtserfahrung wiedererlebt wurden und sich in den schriftlichen medizinischen Protokollen fanden.

Das Erleben bei der Wiedergeburtserfahrung entspricht oft dem, was bei der Geburt wirklich geschah. Aber es gibt im allgemeinen eine objektive und eine subjektive Ebene im Wiedergeburtserleben. Die objektive Sicht scheint überraschend genau (z. B. mein Vater ist nicht da, ich stecke in diesem Kanal), während es bei dem subjektiven oder interpretativen Erleben offenbleibt, ob es „genau" ist oder nicht (z. B. er liebt mich nicht; sie möchten nicht, daß ich herauskomme). Ein Mädchen hatte in der Wiedergeburtserfahrung eine Zangengeburt, Nabelschnurkomplikationen um ihren Nacken und Gleichgültigkeit bei den Ärzten und Schwestern erlebt, die zur gleichen Zeit mit anderen Geburten beschäftigt waren. Im subjektiven Erleben dieses Mädchens wurde die Nabelschnurumschlingung als Versuch ihrer Mutter angesehen, sie festzuhalten, und die Nabelschnur war für sie der Versuch sie zu zwingen, „ihrem Weg" zu folgen. Der Grund für die Überweisung in eine Therapie war Aufsässigkeit, und nach dem Wiedererleben ihrer Geburt milderte sich ihre subjektive Wahrnehmung von Zwang und Eingeschlossensein sehr beträchtlich und ihre Therapie machte rasche Fortschritte.

Meist entspricht das subjektive Erleben der Geburt weitgehend der Wirklichkeit. Wenn aber Wirklichkeit und subjektives Erleben auseinandergehen, ist es das subjektive Erleben, das für die Psychopathologie entscheidend ist.

Wiedergeburtserleben als ein andauernder und komplexer Prozeß

Manchmal hat jemand nach ein oder zwei Wiedergeburtssitzungen den Eindruck, er sei „wiedergeboren", aber dies ist nur ausnahmsweise der Fall. Ein vollständiges Wiedererleben der Geburt braucht gewöhnlich ungefähr viermal soviel Zeit wie die wirkliche Geburt dauert. Die meisten Menschen können ihre Geburtsarbeit in ungefähr 80 Stunden, verteilt auf sechs Monate, abschließen. Sechs Monate sind deshalb oft notwendig, weil das

Wiedererleben der Geburt auch Integrationsarbeit erfordert (s. dazu den letzten Abschnitt dieses Artikels). Darüber hinaus ist das Wiedererleben der Geburt ein komplexer Prozeß, der natürlich auch von der Geburt unabhängig erscheinende Erfahrungen berührt oder anstößt, mit denen man sich befassen muß, um das Wiedergeburtserleben abschließen zu können. Daneben spiegeln sich in Geburtstraumen oft frühere (d.h. pränatale) unerledigte Traumatisierungen, und diese wiederum können über spätere nachgeburtliche Erfahrungen ausgelebt oder sublimiert werden. So hatte sich in einer Wiedergeburtserfahrung ergeben, daß eine Plazentainsuffizienz der Hintergrund für ein Erstickungserleben bei der Geburt war und ebenso für ein Erlebnis beinahe zu ertrinken im Alter von zwei Jahren. Man muß also beim Umgang mit Geburtserlebnissen ebenso frühere und spätere Erlebnisse mitbeachten, die sich thematisch auf das Geburtstrauma beziehen.

Leben als eine grundlegende Rekapitulation der Geburt – Leben als Therapie

Die Theorie der Rekapitulation hat sich aus der Wiedergeburtsarbeit entwickelt und besagt, daß jede Erfahrung, die abgeschnitten und/oder nicht vollständig war, im System des Organismus lebendig bleibt. Darüber hinaus erfordern die psychologischen homöostatischen Mechanismen des Organismus, daß diese elementaren Erfahrungen vervollständigt und erledigt werden. Rekapitulation meint, daß viele Lebensarrangements das Ziel haben, mit diesen frühen und formativen Erfahrungen umzugehen und fertig zu werden. Rekapitulation hat aktive und vermeidende Qualitäten. In einem aktiven Sinn meint Rekapitulation, daß der Einzelne unbewußt Lebenssituationen wählt oder herstellt, um unvollständige primäre Gefühle und Erfahrungen wiederzuerleben und aufzulösen. In einem vermeidenden Sinn versucht der Einzelne unbewußt, Lebenssituationen auszuweichen, die die ursprüngliche Erfahrung symbolisieren oder aktivieren. Diese zwei grundlegenden Muster sind immer wieder beobachtet worden. Die primäre Qualität dieser beiden Typen der Rekapitulation bedeutet, daß der Einzelne nicht frei darin ist, so zu sein und so zu handeln, wie es seinen persönlichen Bedürfnissen und Wünschen entspricht. Bei der aktiven Rekapitulation wählt oder manipuliert er Situationen so, daß er Schmerzen erlebt, und bei der passiven Rekapitulation verbringt er sein Leben damit, Situationen zu vermeiden, die das Ursprungserlebnis symbolisieren. So erlebte z. B. eine Frau während des Wiedererlebens ihrer Geburt den

Schmerz der Berührung und hielt besonders deren Kälte fest. Sie war eine Notkaiserschnittsgeburt und war von kalten Instrumenten und Händen gegriffen und gehalten worden. Das Wiedererleben ihrer Geburt war besonders deshalb für sie entlastend, weil ihr klar wurde, wie ihr ganzes Leben um diese Erfahrung, nicht wirklich körperlich berührt worden zu sein, herum zentriert war (sie lebte als Nonne in einem Kloster). In einer aktiven Weise erlebte eine andere Frau tiefe Zurückweisung und Vernachlässigung durch ihre Mutter bei der Geburt, und spontan realisierte sie, wie sie andere Frauen als Liebhaberinnen wählte, die sie ebenso zurückwiesen und vernachlässigten. Durch wiederholte Sitzungen wurde sie frei von diesem Bedürfnis, Zurückweisungen und Vernachlässigungen zu konstellieren.

Im aktiven Aspekt der Rekapitulation liegt die Möglichkeit, daß jemand sein eigener bester Therapeut ist, und nicht selten ist er es auch. Wenn jemand aktiv Situationen rekapituliert, die weitgehend den ursprünglichen Erfahrungen entsprechen, und dies mit einer gewissen inneren Wahrnehmung geschieht, dann können sich die traumatischen Energien wahrscheinlich auflösen. Meine Beobachtungen zeigen, daß einige Menschen hierzu in der Lage sind. Doch weit öfter gelingt es nicht, die Rekapitulationen mit den ursprünglichen Erfahrungen zu verbinden, und/oder die Rekapitulation erfolgt in einem Kontext, der zu weit ab von der Ursprungserfahrung liegt, so daß die Lösungsversuche unfruchtbar bleiben. Die Theorie der Rekapitulation beinhaltet auch, daß Erfahrungen dann, wenn sie sich ereignen, voll durchlebt werden sollten. In Bezug auf die Geburt scheint es unwahrscheinlich, daß der Fötus oder das Neugeborene alle Gefühle und Traumen durchlebt, vor allem, weil zu viele äußere Einflüsse und Verletzungen mit der Geburt zusammenhängen. Doch könnte eine wissenschaftliche Lösung für diese Frage bald möglich sein, da eine Technik zur Messung von Gefühlen, die mit einer bestimmten Erfahrung verbunden sind, entwickelt wurde, die anzeigen soll, ob das Erleben vollständig war und körperlich aufgelöst wurde (s. Goodfield 1977).

Wiedergeburtserleben beim Gebären

Es ist zunehmend offensichtlich geworden, daß Mütter beim Gebären oft wesentliche Aspekte ihrer eigenen Geburt wiedererleben, insbesondere bei der ersten Geburt. Ich wurde erstmals mit dieser Idee vertraut, als Mütter, die ihre Geburt wiedererlebt hatten, bemerkten, wie ähnlich die Wiedergeburtserfahrung ihrem Erleben beim Gebären war, zumindest in gewisser Hinsicht. Darüber hinaus ist es in gleicher Weise offensichtlich, daß das Erleben der Mutter und des Föten manchmal eins sind – das Erleben der Mutter setzt sich buchstäblich in das Erleben des Föten um. Dieser Prozeß wird osmotisches Erleben genannt, und zwar in Analogie zur Osmose, wie sie sich etwa ereignet, wenn ein Zuckerwürfel ein wenig in eine Tasse Kaffee eintaucht. Auch wenn der Würfel nur zu einem Zwanzigstel eingetaucht ist, wird er in kurzer Zeit mit Kaffee durchsetzt sein. In ähnlicher Weise scheint der Föt bei der Geburt (und sicher auch davor und danach) in einer osmotischen Weise das Erleben der Mutter in sich aufzunehmen. Das bedeutet, daß irgendwelche unerledigten Geburtstraumen der Mutter während des Gebärens in ihr Erleben aufsteigen und in das Erleben des Kindes drängen. Während hierin für die Mutter ein kreatives Wachstumspotential liegt, ist es für das Kind wahrscheinlich ein destruktiver Vorgang. Zum Beispiel sagte eine Mutter nach ihrer eigenen Wiedergeburtserfahrung, daß diese mit dem Erleben beim Gebären fast identisch war, nur waren die Gefühle hier intensiver. In beiden Fällen erlebte sie sich selbst als „zusammengedrückt, gebunden, gefangen und dem Tode überlassen". Während dies während ihrer eigenen Geburt so der Fall war, so gab es doch keinen offensichtlichen Bezug zu der aktuellen Gebärsituation, die als natürliche Geburt ablief. Sie war nicht in irgendeiner Weise gebunden oder eingeschränkt und die Geburt war relativ kurz und leicht. Trotz der „leichten Geburt" und der kurzen Wehendauer entsprach die Wiedergeburtserfahrung ihrer Tochter jedoch im wesentlichen der der Mutter. Dies beinhaltet, daß die eigene Geburtserfahrung der Mutter beim Gebären wiedererlebt werden und sich in das Erleben des Fötus vermitteln kann, obwohl es keinen aktuellen Anlaß für ein solches Erleben gibt. Ich habe noch weitere Beispiele für ein solches osmotisches Erleben. So erlebte z. B. eine Tochter bei ihrer Wiedergeburtserfahrung einen extremen Schockzustand und extreme Angst während des siebten intrauterinen Monats. Sie erlebte eine beunruhigende und bedrohende Lebensgefahr in Bezug auf sich selbst und ihre Mutter, was mit extremer Angst und Furcht verbunden war. Dies paßte zeitlich genau zu einer wirklichen und zwangsweisen Einweisung in ein Konzentrationslager während des siebten Schwangerschaftsmonats der Mutter, was niemals erwähnt worden war. Dies unterstützt die Annahme eines osmotischen Erlebens. Weiter ergab sich die Möglichkeit einer Rekapitulation bei der Mutter; ihr Erleben des Konzentrationslagers hatte viele Ähnlichkeiten mit dem ihrer eigenen Geburt; auch gab es Hinweise, daß sie die Einweisung in das Konzentrationslager hätte vermeiden können (dies könnte eine unbewußte Wiederholung von ihr gewesen sein). Die Tochter hatte keine spezifische Idee von den Vorgängen (d. h. Bilder von einem Konzentrationslager), obwohl manche Menschen nach Wiedergeburtserfahrungen solche Bilder haben. Nach meinem Eindruck könnte es sein, daß das Kind keine konkreten Bilder hat, wenn die Mutter nicht offen für die tatsächlichen Geschehnisse war. In solchen Fällen folgt das subjektive Erleben des Kindes wahrscheinlich dem subjektiven Erleben der Mutter und spiegelt deren unklare Wahrnehmung wider.

Wenn gebärende Mütter ihre Geburt wiedererleben (sogenannte Geburtserinnerungen) oder Aspekte ihrer Geburt, dann sind sie sich dessen wahrscheinlich nur unklar bewußt. Dies hängt damit zusammen, daß ihre Geburtserinnerungen mit dem Erleben beim Gebären in einer Weise zusammenfließt, daß es keine klaren und unterscheidbaren Grenzen gibt. Dazu kommt noch, daß die Geburtserinnerungen oft durch den Prozeß des Gebärens verzerrt sind. Darüber hinaus hängen die Geburtserinnerungen mit tiefen Prozessen zusammen, bei denen die Geburtsbilder und das Geburtserleben dazu neigen, schnell aus dem Gedächtnis zu entschwinden, genauso wie Träume beim Erwachen aus dem Gedächtnis verschwinden können. Dann werden auch wirkliche Manifestationen von Geburtserinnerungen (wie etwa nach der Mama rufen oder wie ein Baby weinen) oft von den Personen, die bei der Geburt anwesend sind, als „Verwirrtheiten" angesehen und in ihrer Bedeutung verkannt. Wenn wir dem Wiedererleben der eigenen Geburt während des Gebärens gegenüber offener wären, könnten wir die Geburt im Interesse der Mutter und des Kindes besser handhaben und begleiten. Noch besser und ratsamer wäre es, daß künftige Mütter die Gelegenheit hätten, ihre eigene Geburt wiederzuerleben und durchzuarbeiten, und daß alle schwangeren Frauen sich Zeit nehmen, sich mit den Gefühlen aus ihrer gesamten Lebenserfahrung zu beschäftigen. Diese und andere Vorgehensweisen sind untersucht und bewertet worden. Die Ergebnisse werden in späteren Artikeln und in einem geplanten Buch des Autors dargestellt werden.

Das Wiedererleben der Geburt als wesentlicher aber nicht ausreichender Prozeß

Während der letzten zehn Jahre habe ich sorgfältig den therapeutischen Verlauf von primärtherapeutischen Behandlungen beobachtet (mit oder ohne Erleben der Geburt). Aus diesen Beobachtungen läßt sich folgern: in einigen Fällen kam es zu keiner Veränderung oder Entwicklung; oft gab es positive Veränderungen im Verhalten und in den Gefühlen, die Anlaß für die Therapie waren, aber diese Veränderungen waren manchmal nicht stabil; geeignete Integrationsarbeit führte zu positiven und gleichzeitig stabilen Veränderungen. Integrationsarbeit meint dabei therapeutische Interventionen, die sich auf spezifische Prozesse beziehen, die im Zusammenhang mit der Geburt (und ebenso anderen traumatischen Erfahrungen) stehen. Es gibt etwa acht solcher spezifischer Prozesse (abhängig vom Alter und anderen Faktoren) und wenn mit diesen nicht adäquat umgegangen wird, kann dies ausreichen, um die Beschwerden andauern zu lassen, die Anlaß für die Therapie waren. Diese Prozesse werden in der üblichen primärtherapeutischen Arbeit selten beachtet, doch primärtherapeutische Integrationsarbeit bezieht sie ein, wie ebenso noch andere Gesichtspunkte. Diese Prozesse müssen dem Klienten nicht nur bewußt gemacht werden, sondern es sind auch gewisse Interventionen notwendig, um sie zu integrieren.

Pränatales Lernen

Seit einiger Zeit habe ich Eltern beim pränatalen Beziehungskontakt mit ihren ungeborenen Kindern begleitet. Ebenso habe ich Eltern beobachtet, die ihre Kinder vor der Geburt absichtlich bestimmten Erfahrungen aussetzten, wie etwa klassischen Konzerten, feierlichen Mahlzeiten, Kochen, Kegeln, Bingo, Fahrradfahren, Fußball usw. Diese Eltern sprachen zu ihren Kindern, als ob diese bewußt wären und alles mitbekommen könnten, und erklärten alle Ereignisse, mit denen sie die ungeborenen Kinder in Kontakt brachten. Ich habe viele dieser Kinder nach der Geburt beobachtet, um zu sehen, ob sie diese vorgeburtlichen Erfahrungen „verinnerlicht" hätten. Es gibt keinen Zweifel, das geschieht.

Der Fall von Johnny ist ein gutes Beispiel. Johnny war das vierte Kind seiner Familie, aber der erste Sohn. Johnnys Vater, ein Montagearbeiter, hatte sich immer einen Sohn gewünscht und wollte ihn mit seiner Arbeitswelt vertraut machen, noch bevor Johnny geboren war. Während der Schwangerschaft suchte er beständig, Johnny etwas von seiner Arbeit zu vermitteln, etwa indem er verschiedene Werkzeuge auf den Bauch seiner Frau legte und über seine Arbeit sprach. Nach der Geburt bat ich den Vater, verschiedene Objekte über dem Kinderbett zu plazieren, darunter seine Werkzeuge, aber auch andere Gegenstände und Bilder von Gesichtern. Es ist für Kinder normal, die Bilder von vertrauten Personen oder von lächelnden Gesichtern zu wählen, vor allem Bilder vom Gesicht der Mutter. Während er seine Eltern strahlend ansah, nahm er fast immer als erstes Bilder von Werkzeugen (oder die Werkzeuge selbst) und erst danach Bilder von Gesichtern. Als erstes griff er immer nach dem Plastikhammer. Als er heranwuchs, zeigte er ein ungewöhnliches Interesse und eine ungewöhnliche Geschicklichkeit beim Bauen von Häusern, Türmen und beim Umgang mit Konstruktionsspielzeugen. Er baute sein erstes Spielhaus im Alter von 38 Monaten unter Verwendung von Hammer und Nägeln.

Bei meinen Beobachtungen von Kindern, denen vor der Geburt Lernanregungen vermittelt wurden, habe ich zweierlei entdeckt. Zum ersten ist

---

Erstveröffentlichung in: Pre-Perinatal Psychology Newsletter, 1989.

klar, daß die Aufnahmebereitschaft der Kinder vor der Geburt für vorgeburtliche Einflüsse und vorgeburtliches Lernen von den Überzeugungen der Eltern abhängt. Das Lernen und die Entwicklung der Kinder vor der Geburt sind eine Funktion dessen, was ihre Eltern an Kommunikation für möglich halten, was sie ihren Kindern bewußt vermitteln und was sie ihren Kindern sein möchten.

Zum zweiten müssen die Wünsche und Überzeugungen der Eltern, wenn sie wirklich auf ihre Kinder Einfluß haben wollen, aus dem tiefen Inneren kommen (wie dies David Boehm definiert hat) und in der inneren Wahrnehmung gehalten werden. Dieser hier gemeinte seelische Tiefenbereich betrifft die seelischen Inhalte, die unserer wahren Natur am nächsten liegen, die unserem Herzen am nächsten sind, also das was uns am meisten betrifft. Eltern können die innere Beziehung mit diesem seelischen Tiefenbereich durch Tagträumen, Phantasieren, Bilder und Meditation fördern. Wenn dies während der Beziehung mit dem Kind vor der Geburt geschieht, dann besteht eine erhöhte Wahrscheinlichkeit für vorgeburtliches Lernen. Johnnys Vater z. B. hatte intensive und wiederholte Tagträume über gemeinsame Konstruktionen mit seinem Sohn, während er gleichzeitig den Bauch seiner schwangeren Frau streichelte. Inhalte aus dem seelischen Tiefenbereich können Einfluß ausüben, aber sie können nicht dazu verwandt werden, die Kinder zu kontrollieren oder zu konditionieren.

Es gibt verschiedene Ebenen des pränatalen Lernens. Klassisches Konditionieren, operantes Lernen und schematisches Lernen, um nur einige zu nennen, sind solche Ebenen des Lernens. Eine andere wichtige Ebene ist das symbolische Lernen. Die Entwicklungspsychologie sagt uns, daß es kein symbolisches Lernen vor dem Alter von dreieinhalb Jahren gibt, doch stellt eine Erfahrung, die ich mit meinem Sohn Jamie hatte, diese Norm in Frage.

Während unserer Schwangerschaftszeit mit Jamie spielten wir ihm Musik vor, machten Spiele mit ihm, sprachen zu ihm über vieles und behandelten ihn wie einen bewußten Beziehungspartner. Während unserer Kontaktzeiten spielten wir häufig eine Kassette von Larkin mit dem Titel „Ozean“. Diese Kassette verbindet Meeresgeräusche, Flötenmusik und Laute von Walen. Die Musik wurde ein Symbol für die Zeiten des Kontaktes. Wir spielten diese Musik niemals nach der Geburt, sie war für uns seine „pränatale Bonding-Musik“. Ich fragte mich öfter, ob er sich als Kind oder als Erwachsener an diese Musik erinnern würde. Eines Tages, als er ungefähr sechs Monate alt war, sprach ich sehr intensiv mit einem Freund, der in einer emotionalen Krise war. Dadurch war meine Aufmerksamkeit vollständig von meinem Sohn abgelenkt. Er weinte und war unruhig, aber ich fuhr in meinem Telefongespräch fort. Da geschah etwas Erstaunliches. Ich hörte einen lauten, schrillen und durchdringenden Ton, der mich an etwas Entferntes, aber zutiefst Vertrautes erinnerte. Ich war verwirrt und ganz damit beschäftigt herauszufinden, woran mich der Ton erinnerte. Ich vergaß vollständig, daß ich am Telefon war. Ich sah suchend um mich. Da erkannte ich den Ton als den Ton der Wale, der mir von „Ozean" bekannt war. Dann sah ich Jamie, wie er eine Serie von Wal-Tönen produzierte. Er saß da, schaute mich an, machte seine Wal-Töne und zog mich in seinen friedlichen und zufriedenen Blick.

Zufällig hatte ich irgendwie das Aufnahmegerät des Telefons eingeschaltet und war glücklich, unabsichtlich das ganze Ereignis aufgezeichnet zu haben. Wenn ich jetzt das Band abhöre, ist es für mich schwierig, Jamies Töne von denen der Wale zu unterscheiden. Da er die Wal-Töne seit seiner Geburt nicht gehört hatte, nehme ich an, daß er sie erinnerte und reproduzierte, als es ihm nötig erschien.

Bei diesem Ereignis ist die Lernebene wichtig. Wie ich es sehe, hatte Jamie sich von mir abgeschnitten gefühlt und wollte die Verbindung wieder herstellen. Um die Verbindung wieder aufzunehmen, kehrte er zu dem ersten Weg zurück, den er zur Kontaktnahme gelernt hatte, nämlich zu den Wal-Tönen. Durch die Wal-Töne demonstrierte er nicht nur die pränatale Fähigkeit, Töne zu lernen, sondern auch, daß Wal-Töne Mittel zur Kontaktnahme und zur Kommunikation waren. Mit anderen Worten, er lernte im Mutterleib die Wal-Töne und deren Bedeutung und zeigte zwei Jahre später, daß er diese Lerninhalte adäquat nutzen konnte, und zwar ohne jede Übung und Erfahrung.

Da gab es noch ein anderes Ereignis. Es gab einen für mich besonders anziehenden Wal-Ton, wovon ich aber meiner Erinnerung nach nie erzählt hatte. Er klang für mich wie ein tiefer und trauriger Schrei, und ich hatte mich oft durch diesen „Schrei" gerührt gefühlt und gelegentlich, wenn ich ihn hörte, gedacht, „er ist zu traurig". Als Jamie knapp zwei Jahre alt war, sah er jemanden, der traurig aussah und sagte, „Vater, er ist zu traurig". Meine Interpretation dieses Ereignisses geht dahin, daß Kinder vor der Geburt ein viel höheres Sprachverständnis erreichen, als man dies früher dachte (die Prenatal University in Hayward, Kalifornien, fördert vorgeburtliches Sprachlernen), und daß das vorgeburtliche Sprachlernen zu seelischen Fähigkeiten während der vorgeburtlichen Entwicklung Bezug hat. Dabei ist meine Meinung auch, daß vorgeburtliches Sprachlernen oder irgendein anderes vorgeburtliches Lernen nicht für die Zwecke eines immer früheren Lernens verwandt werden sollte, sondern zur Steigerung menschlicher Beziehungs- und Bindungsfähigkeit und für emotionale Gesundheit und ein Wohlbefinden, das ein solcher früher Kontakt wahrscheinlich anregt.

Geburt ist mehr als ein Anfang

In den letzten 20 Jahren hatte ich die Gelegenheit, sehr verschiedene Arten von Traumen zu behandeln, darunter solche aus Abtreibungsversuchen, Frühgeburtssituationen, schwierigen Geburten, Adoptionen und Mißbrauchserfahrungen. Bei diesen Behandlungen kommen auch Traumen, die von Unfällen, Verletzungen, Krankheiten und chirurgischen Eingriffen stammen, an die Oberfläche. Ungewollte und ungeplante Schwangerschaften, Gedanken an Abtreibung und Vorkehrungen zur Abtreibung, medizinische Interventionen während der Schwangerschaft und Familienkrisen – all dies können Quellen von Traumen sein und häufig im Behandlungsraum sichtbar werden. Aber von all diesen Traumen ist das Geburtstrauma wahrscheinlich das wichtigste, und zwar aus folgenden Gründen. In der östlichen Psychiatrie wird die Geburt als eine vitale Erfahrung gesehen, weil sich an ihr das eigene Karma oder Schicksal kristallisieren soll. In der westlichen Prä- und Perinatalen Psychologie findet man das Geburtstrauma häufig als bedeutenderen Faktor für eine Vielzahl von Symptomen, und bei geringerer Ausprägung finden sich oft Bezüge zu disfunktionalen Gefühlen und disfunktionalem Verhalten. Der traumatische Aspekt der Geburt bietet den Hintergrund für eine basale Beeinflussung oder Prägung des Lebensgefühls. Doch ist dieser Einfluß für unsere Natur oder unseren menschlichen Kern unverträglich. Darum muß man traumatisierende Einflüsse vermeiden oder nachher den Organismus wieder davon befreien.

Geburt wird dadurch für uns bedeutsamer, wenn wir realisieren, wie häufig sie traumatisch ist. In einer Stichprobe von 200 Kindern (Emerson 1988) wurden bei 95% ein gewisses Ausmaß von geburtlicher Traumatisierung gefunden. In einem kürzlich erschienen Buch mit dem Titel „Woran Babys sich erinnern“ stellt Dr. David Chamberlain die verschiedenen Arten von Erinnerungen dar, die Kinder haben, und in einem persönlichen Gespräch mit mir drückte er die Überzeugung aus, daß nur wenige Babys einer geburtlichen Traumatisierung entkommen. Dr. Viola Frymann, eine

Erstveröffentlichung in: Indepth News, Bd. 6, Nr. 1, Januar/Februar 1992.

Osteopathin aus San Diego, fand, daß 88% der Babys Hinweise auf unaufgelöste kraniale geburtliche Traumatisierung zeigten.

Was ist nun ein Trauma genau? Traumen sind negative Erfahrungen, die die Psyche überschwemmen. Traumen sind Erfahrungen seelischen Schmerzes, seelischer Verletzung und/oder seelischen Schocks, die so intensiv sind, daß sie unmittelbar abgewehrt werden. Wegen dieser Abwehrvorgänge werden traumatische Erfahrungen für das bewußte Erleben unzugänglich, und ohne besondere Techniken der Aufdeckung sind Traumen die Ursache für eine Vielzahl von seelischen Störungen und disfunktionellen Syndromen.

Was verursacht ein Geburtstrauma? Geburtstraumen werden durch zweierlei Ereignisse verursacht: traumatische Zwischenfälle und die Reaktionen des Babys auf diese traumatischen Zwischenfälle. Die Arbeit der Reaktion des Babys auf eine Geburtskomplikation wird bis zu einem gewissen Ausmaß durch seinen Charakter und seine Persönlichkeit bestimmt. Wenn ein Baby z. B. die Nabelschnur um seinen Hals gewickelt hat, und wenn die Nabelschnur zusammengedrückt und die Sauerstoffversorgung blockiert ist, dann wird das Baby wahrscheinlich traumatisiert werden. Aber das Ausmaß der Traumatisierung hängt von seiner persönlichen Reaktion und seinem Charakter ab. Einige Babys reagieren mit extremer Ängstlichkeit auf Nabelschnurkomplikationen, während andere ruhig bleiben, und diese sind dann weniger traumatisiert. In gleicher Weise muß eine Geburt, die den Eltern leicht und unkompliziert erscheint, in keiner Weise für die Gefühle des Babys dasselbe bedeuten. Oft sagen Eltern, daß die Geburten ihrer Kinder leicht waren, schnell abliefen und es keine Komplikationen gab. Trotz dieser Wahrnehmung fand ich bei einem gewissen Prozentsatz von solchen Babys Traumatisierungen.

Eine andere Art von Trauma ist das Partizipationstrauma, und bei diesem wird der Geburtsstreß der Eltern dem Baby direkt durch die Nabelschnur übermittelt. Welche Befürchtungen, Ängste und welchen Ärger die Eltern auch immer während des Gebärens an das Baby weitergaben, so ist eine Therapie nur in dem Ausmaß möglich, wie die Eltern bereit sind, an diesen Gefühlen zu arbeiten. Ich erinnere mich an einen Fall, wo Eltern ihr Baby zu mir brachten, weil es häufig nachts schrie, und wenn es das tat, preßte es die Fäuste und die Zähne fest zusammen. Sein Schreien war eindeutig ärgerlich, was auch den Eltern und Verwandten nicht entgangen war. Die einzige Frage bei ihnen war, wie ein neugeborenes Baby so ärgerlich sein konnte, wo doch die vorgeburtliche Zeit und die Geburt so angenehm und so ohne Streß verlaufen waren. Eine diagnostische Untersuchung ergab, daß das ärgerliche Schreien mit einem Partizipationstrauma zusammenhing. Während der Geburt war die Mutter sehr ärgerlich auf den Arzt geworden, weil dieser erst sehr spät kam und ohne ihre Erlaubnis ein wehenförderndes Mittel verabreichte. Als die Mutter mit mir hierüber sprach, preßte sie die Zähne und Fäuste zusammen und wurde laut vor Wut. Ihre neugeborene Tochter schlief neben ihr, und während die Mutter sich von ihren Gefühlen entlastete, entspannten sich auch die Kiefermuskeln und die Fäuste des schlafenden Babys und es schlief länger als je bisher. Dies ist ein sehr gutes Beispiel für ein Partizipationstrauma.

Eine Geburt muß nicht unbedingt traumatisch sein, um einen starken Einfluß auf die Persönlichkeit zu haben. Eine Geburt, besonders eine Krankenhausgeburt, bedeutet immer ein gewisses Ausmaß von Streß, auch bei alternativen Geburten. Marcelle Geber maß bei Krankenhausgeburten die Streßhormone und fand sehr hohe Streßhormonpegel bei fast allen Babys. Im Vergleich dazu waren bei den Hausgeburten die Spiegel der Streßhormone sehr niedrig. Wie Hypnoseforscher herausgefunden haben, wird durch Streß das seelische System, das Unbewußte, für den suggestiven Einfluß zugänglicher. Dies ist ein Grund, und es gibt zu viele, um sie alle hier zu erwähnen, daß die Geburt einen starken Einfluß auf die Persönlichkeit hat. Der spezifische Einfluß einer Geburt kann in Bezug auf Geburtskomplikationen oder in Bezug auf den Typ der Geburt (Vaginal, Kaiserschnitt, Zange usw.) betrachtet werden. So neigen kaiserschnittgeborene Babys wahrscheinlich mehr dazu, sich in Bezug auf eigenes Handeln inkompetent zu fühlen und haben wahrscheinlich mehr Rettungsphantasien, neigen dazu, Aufgaben zu unterbrechen, Hilfe zu verlangen und haben Probleme mit Grenzen (z. B. eine Unfähigkeit, Außeneinflüsse abzuwehren, Leute nicht in ihren Raum eindringen zu lassen, „Nein" zu sagen und das auch zu meinen). Narkotisierte Babys haben wahrscheinlich mehr Probleme mit dem Selbstbewußtsein, mit einem sicheren Körpergefühl und können die Schwierigkeit haben, selbstbestimmt eine Richtung einzuschlagen. Mit der Zange oder Saugglocke geborene Babys neigen dazu, die Welt als einen intrusiven und schmerzlichen Ort zu erleben, erwarten, kontrolliert und/oder manipuliert zu werden, haben oft das Gefühl, im Leben festzustecken, bekommen unter Druck „Kopfschmerzen" und haben Schwierigkeiten mit Autoritäten. Vaginal mit Dammschnitt geborene Kinder fühlen sich oft schuldig, etwas mit Nachdruck zu versuchen, weil sie unbewußt das Gefühl haben, „sie hätten ihre Mama durch ihr nachdrückliches Herausdrängen zerrissen". Vaginal mit langanhaltenden Wehen geborene Kinder erleben das Leben oft als überwältigend und müssen andere wegdrängen, um sich vor deren Druck oder deren zu großer Nähe zu schützen (körperliche Nähe aktiviert die Erinnerungen an die Nähe und das Eingeschlossensein bei der Geburt). Es gibt viele verschiedene Einflüsse der Geburt auf die Persönlichkeit, und Geburten können im Einzelfall auf diese Auswirkungen hin analysiert werden.

Man kann sich mit dem Geburtstrauma unter dem Aspekt der Prävention oder dem der Therapie beschäftigen. Wenn ein Geburtstrauma verhindert werden soll, dann ist die Voraussetzung dafür, die vorgeburtliche Zeit vor Traumen zu bewahren, oder daß erfolgte Traumatisierungen ernst genommen und durch die Eltern vor der Geburt aufgelöst werden. Pränatale Traumen, die nicht erkannt, ernstgenommen und aufgelöst werden, üben einen starken Einfluß auf die Geburt aus. So können Kinder, die Abtreibungsgedanken oder Abtreibungsplänen ihrer Eltern ausgesetzt waren, die Geburtswehen als vernichtende Kräfte erleben, können sich während der Geburt als zurückgewiesen erleben und kein Gefühl für einen Lebenssinn haben. Geburtstraumen können dadurch wesentlich verringert werden, daß die Eltern ihre eigenen Geburtstraumen vor der Geburt durcharbeiten und auflösen. Kinder vor der Geburt „marinieren" gewissermaßen in den unbewußten und unaufgelösten Geburtsgefühlen ihrer Eltern und diese unaufgelösten Traumen werden während des Gebärens an das Kind weitervermittelt. Wenn Geburtstraumen verhindert werden sollen, dann ist es nötig, daß wir Frauen darin bestärken, auf eine Weise zu gebären, die sie intuitiv für sich als gut empfinden, daß wir weiter die Ehemänner darin bestärken, bei der Geburt als Helfer und Begleiter präsent zu sein, und daß wir weiter Geburten in einer natürlichen Umgebung ermöglichen, frei von dem Streß, der mit einer Kliniksumgebung verbunden ist. Die westliche Medizin mag in der Tat notwendig sein, aber die Frage ist „wann" und „in welchem Ausmaß". Es mag notwendig sein, für ärztliche Notfallwagen zu sorgen, um die Mutter während der Geburt im Falle eines medizinischen Notfalles und von Geburtskomplikationen ins Krankenhaus bringen zu können. Wichtig ist auch, daß wir die Stellung der Hebamme in der Klinik stärken. In manchen Ländern (Holland zum Beispiel) haben die Hebammen die volle Verantwortung für die Geburt und die Ärzte kommen nur zur Hilfe, wenn sie gerufen werden und ein medizinischer Notfall besteht. Dies reduziert weitgehend die „Medizinalisierung" der Geburt und ebenso den Streß, der mit medizinischen Interventionen verbunden ist.

Wenn es zu einem Geburtstrauma gekommen ist, kann es hilfreich sein zu wissen, daß ein Geburtstrauma erfolgreich behandelt werden kann. Tatsächlich gibt es spezifische Techniken, die bei Säuglingen, Kindern und/oder Erwachsenen angewandt werden können. Und je früher die Behandlung begonnen werden kann, desto wahrscheinlicher ist eine Auflösung des Traumas und desto umfassender sind die positiven Verläufe. Traumen werden durch das Aufdecken von traumatischen Erinnerungen aufgelöst, indem man sie ins Bewußtsein bringt und durch einen Prozeß des emotionalen Auslebens, Katharsis genannt, auflöst. Die Behandlung ist wesentlich beziehungsorientiert und die Heilung hängt von einer erfolgreichen Katharsis ab, von einer gelungenen empathischen Beziehung und vom Erfolg der rekonstruktiven Behandlung. Rekonstruktive Behandlung beinhaltet eine Wiederherstellung beschädigter affektiver Muster und Bewegungsmuster und eine Neubewertung der traumatischen Erinnerungen. Ein wesentlicher Aspekt der rekonstruktiven Therapie beinhaltet auch korrektives Beeltern (parenting). Es ist auch wichtig daran zu erinnern, Traumatisierung nicht nur einseitig als schädlich zu sehen. Es können auch manche positive Effekte daraus resultieren. Ein wesentlicher positiver Effekt ist der Behandlungsprozeß selbst.

Das Aufdecken von Geburtstraumen macht Tiefen der Seele zugänglich und ebenso instinktive und spirituelle Kräfte, die unter anderen Umständen verborgen geblieben wären. Aus diesen Gründen ist die Behandlung eines Traumas psychologisch und spiritituell ein entwicklungsfördernder Prozeß. Dazu nutzt und beinhaltet der Behandlungsprozeß gewisse Qualitäten wie Wärme, Einfühlungsfähigkeit, Engagement, Vertrauen, positiven Selbstbezug, Zielgerichtetheit, emotionale Aufmerksamkeit und emotionale Ausdrucksfähigkeit. Meine Untersuchungen haben gezeigt, daß diejenigen, die durch diesen Prozeß hindurchgehen, die die Tiefen ihrer Traumen und die Wiederherstellung beschädigter affektiver seelischer Muster erleben, viele der menschlichen Qualitäten entwickeln und erwerben, die zu diesem Behandlungsprozeß gehören. Die Behandlung vertieft im Effekt den Kontakt mit dem eigenen menschlichen Potential und vertieft die Persönlichkeit insgesamt. Wie Longfellow einmal sagte: „Nichts fördert die Charakterbildung so wie Leiden.“

Therapie mit Säuglingen und Kindern

Stellen Sie sich eine Regressionstherapie mit einem Baby vor. Dann stellen Sie sich Ihr Erleben als Kind, Jugendlicher und als Erwachsener vor, wenn Sie die Gelegenheit zu einer Therapie als Säugling gehabt hätten. In den letzten 20 Jahren hat Dr. William Emerson Primärtherapie unter Verwendung regressiver Techniken mit Säuglingen durchgeführt, die Symptome im Bereich des Verhaltens, des gefühlsmäßigen Reagierens oder körperliche Symptome hatten, die von vorgeburtlichen, geburtlichen oder nachgeburtlichen Traumen herrührten. Es kommt in unserer Gesellschaft zu vielen verschiedenen Formen von Geburtstraumen. Jedoch war es nicht immer klar, welche Auswirkungen diese Traumen auf das Verhalten und die Gesundheit von Säuglingen haben. Doch haben wir heute Beweise, daß viele neurotische Störungen überhaupt, einschließlich Verhaltensstörungen (Schlafschwierigkeiten, Eßprobleme, Hyperaktivität, Benommenheit und Irritierbarkeit), affektive Störungen (exzessives Schreien, Lethargie, Zurückgezogenheit, Ärger, Ängstlichkeit und Furcht) und psychosomatische Erkrankungen (Koliken, Durchfälle, Bronchitis, Asthma, Schilddrüsenüberfunktion, Darmprobleme und Ekzem) aus Problemen der frühen Lebenserfahrung entstehen können. Dr. Emerson sprach kürzlich mit Greg Bolton, dem Herausgeber des *Indepth Newsletter* über seine Arbeit.

■ *Warum mit Säuglingen arbeiten?*

Ich arbeitete mit Erwachsenen über 25 Jahre und stellte fest, daß Regressionstherapie für ein breites Spektrum von Störungen wirksam war, darunter Störungen, für die andere Formen der Behandlung sich als nicht wirksam erwiesen hatten. Doch war die Behandlung gewöhnlich mit großem Einsatz verbunden und brauchte viel Zeit. Ich überlegte, daß bei einem Behandlungsbeginn in frühem Alter, im Säuglingsalter, der Aufwand für die Behandlung und die Dauer sehr viel geringer sein könnten.

Erstveröffentlichung in: Indepth Newsletter, Bd. 8, Nr. 5, Mai 1994.

Ich begann meine Arbeit mit Kindern 1973. Zu dieser Zeit war die allgemeine Annahme, daß hinter dem Problem eines Kindes eigentlich das Problem einer Familie steckt. Es gab keine Überlegung, daß vielleicht das Baby selbst eine Behandlung brauchte; als ob das Baby einer eigenen Therapie nicht würdig sei.

Die Standardbehandlung war in solchen Fällen Familientherapie. Ich hatte den Eindruck, daß diese Standardtherapie mit Säuglingen, einschließlich anderer therapeutischer Bemühungen, nicht spezifisch auf die Traumen gerichtet war, um die es hier ging. In meiner Arbeit mit Erwachsenen war ich mit vielen Formen der geburtsbezogenen Traumen vertraut geworden. Dies betraf pränatale Erfahrungen (wie z. B. Mißbrauch der Mutter, Erkrankung oder Drogenmißbrauch der Mutter, Familienkrisen), Geburtstraumen (wie z. B. Kaiserschnittgeburt, Zangengeburt, medikamentös eingeleitete Geburt und Geburtskanaltrauma) und nachgeburtliche Traumen (wie z. B. Trennung oder Beschneidung).

Die Techniken, die ich entwickelt hatte, zielten ganz spezifisch auf das Trauma, um das es ging. Dabei war das Ziel die Wiederherstellung (repatterning) eines gesunden Zustandes oder gesunder Muster bei beschädigten emotionalen und motorischen Mustern. Indem ich den Säugling durch eine wiederholende Simulation des Traumas begleite, erlaube ich ihm, das Trauma wieder zu erleben und Kontrolle über es zu haben. Das ist sehr wichtig.

■ *Welche Form von Trauma behandelten Sie als Erstes?*

Ich arbeitete zuerst mit Geburtstraumen, indem ich mit meinen Händen eine Geburtssituation simulierte. Dies war zwar möglich, aber es war für das Baby zu intensiv, das sich dabei zu hilflos fühlte. Ich habe darum meine Arbeit in der Weise entwickelt, daß das Baby in jedem Moment das therapeutische Geschehen und Erleben steuern kann.

Ich simuliere jetzt das Geburtstrauma durch eine Art Massage. Man kann die Orte am Körper des Babys genau erspüren, wo es zu Druck durch das mütterliche Becken gekommen ist, und das Weiterkommen des Babys behindert war. Diese Druckpunkte und Drucklinien sind am Körper des Babys durch Berührung unmittelbar spürbar, und jeder kann diese Berührungstechnik lernen, und dann können wir das wirkliche und spezifische Hindurchtreten des Babys durch den Geburtskanal durch spezifisches Streicheln und Halten genau rekonstruierend verfolgen.

In allen Behandlungen beinhaltet dieses Modell das erneute Durchleben des Traumas und dann die Erarbeitung und Schaffung einer Wiederherstellungserfahrung (repatterning experience). Die Wiederherstellung (repatterning) gibt dem traumatisierten Baby bei der Simulation des Traumas ein Gefühl von Erfolg.

So wird z. B. einem zu früh geborenen Kind, das in einem Inkubator war, die Möglichkeit gegeben, sich gegen die medizinischen Interventionen und Untersuchungen zu wehren. Ich simuliere dabei den Umgang des medizinischen Personals mit dem Kind auf der Frühgeborenenstation, und wenn das Baby irgendwelche Zeichen von Disstreß zeigt oder anzeigt, daß mein Vorgehen nicht willkommen ist, z. B. indem es einfach seine Hand hebt, werde ich aufhören. Dies gibt dem Baby das Gefühl, die Umgebung zu kontrollieren.

Ein anderes Beispiel ist der Umgang mit einem Geburtskanaltrauma. Wir ermöglichen dann dem Baby die Erfahrung, wie es sich erfolgreich durch Geburtskanäle hindurcharbeitet. Einem vorgeburtlich mißbrauchten Baby werden in simulierten Situationen, die der realen Erfahrung als Fötus so ähnlich wie möglich sind, Erfolgserlebnisse vermittelt.

In jedem Moment werde ich mich bei irgendeinem Anzeichen von Disstreß, wie fein auch immer, sofort zurückziehen oder in welcher Weise auch immer den traumatischen Aspekt der Situation aufheben, um so dem Baby das Gefühl von eigener Kraft und Einfluß zu geben.

■ *Können Sie die Bedeutung dieser Arbeit für Ihre Klienten beschreiben?*

Ein 28 Monate alter Junge zeigte Scheu gegenüber Fremden und geradezu Panik gegenüber unvertrauten Männern. Er zeigte auch ein Vermeidungsverhalten, wenn sich sein Vater annäherte, von dem seine Mutter getrennt lebte. Es stellte sich heraus, daß die Mutter während der Schwangerschaft eine außereheliche Affäre hatte. Dieser Mann drohte, das „Leben aus ihr herauszuschlagen“, wenn sie ihren Mann nicht verließe und ihn heiraten würde. Mehrmals tat er genau das und schlug sie schwer auf den Leib, das Gesicht und den Körper.

Ich arbeitete mit dem Kind in vier Sitzungen und konnte beobachten, daß die Symptome von Fremdenangst und Ambivalenz gegen den Vater verschwanden. Der Junge ist jetzt vier Jahre alt und zeigt keine Anzeichen oder Nebenwirkungen der körperlichen Mißbrauchssituation.

In einem anderen Fall hatte ein weiblicher Säugling mit chronischer Bronchitis mehrere Regressionssitzungen durchlaufen. Wir wandten die

Säuglingsmassage an, indem wir versuchten, den Druck des Beckens und der Muskulatur bei ihrer Geburt zu „simulieren". Ich zitiere aus dem Artikel „Primärtherapie mit Säuglingen": „Sie hatte kräftige Beine und begann, heftig damit zu stoßen. Als ihr Nasenrücken den Beckenausgang erreichte (in der Simulation mit der Hand), reagierte sie mit allgemeinen unruhigen Bewegungen und Schnaufen. Ihr Treten und Abmühen intensivierten sich und sie hatte einen schweren Anfall von Atemnot. Am Ende der letzten Sitzung seufzte sie tief, als ob sie sagen wollte: ‚Ja, das war es.' Ihre bronchitischen Symptome und Atemstörungen traten nicht wieder auf (12 Jahre Nachuntersuchung)."

■ *Was sind Ihre Erfahrungen in der Arbeit mit Säuglingen im Vergleich zu der mit Erwachsenen?*

Größere Unterschiede zwischen Erwachsenen und Säuglingen bestehen darin, wie sie sich mit dem Therapeuten in Beziehung setzen. Säuglinge haben keine verbalen Ausdrucksmöglichkeiten und können auch nicht direkt verbale Anweisungen des Therapeuten verstehen. Aus diesem Grunde muß die Arbeit mit Säuglingen Methoden verwenden, wo kein verbaler Austausch nötig ist. Doch auch wenn Säuglinge keine entwickelten verbalen Möglichkeiten haben, so können sie sich jedoch auf nonverbale Weise sehr wirksam mitteilen. Der Therapeut muß in der Lage sein, hier aufmerksam zuzuhören und diese Mitteilungen richtig zu verstehen.

Ein anderer Unterschied besteht darin, daß die Ergebnisse mit Babys allgemein viel schneller und positiver sind als die mit Erwachsenen. Behandelte Babys zeigen eine höhere Intelligenz als unbehandelte (die anthropologische Literatur zeigt, daß Babys, die ohne Geburtstrauma geboren wurden, über eine größere Intelligenz verfügen). Auch haben behandelte Babys mehr Ausdrucksmöglichkeiten und sind gefühlsmäßig entwickelter. So zeigte ein sechs Monate alter Säugling ein spontanes und tiefes Interesse an Bällen. Er spielte jeden Tag über 90 Minuten mit Bällen, ohne daß ihn seine Eltern dazu angeregt oder ihn dabei unterstützt hätten. Tatsächlich waren seine Eltern, die Akademiker waren, eher befremdet über sein Interesse an Bällen. Sie konnten dazu keinen Bezug finden.

In einem anderen Fall entwickelte ein kleines Mädchen Interesse an Mustern von Formen und Farben. Sie begann zu weinen, zu schreien und wurde unruhig, bis man sie hinaus brachte, so daß die beobachten konnte, wie das Sonnenlicht durch einen Baum auf die Blumen im Garten fiel. Sie begann auch zu weinen und zu schreien, bis sie neben bunte und künstlerisch bemalte Tücher und Blätter gesetzt wurde usw. Mit neun Monaten war sie mit einer für ihr Alter äußerst ungewöhnlichen Tätigkeit befaßt. Sie arrangierte bunte Steine (von Lego) in interessanten Mustern. Sie versuchte sie zusammenzustecken, und wenn sie nicht weiterkam, begann sie zu weinen und zu schreien, bis ihre Eltern ihr halfen, die Steine in dem Muster zusammenzustecken, das sie wollte. Sie spielte mit den Legos über sieben Monate bis zu 98 Minuten täglich. Im Alter von sechs Jahren konnte sie schon lesen wie Kinder aus der 8. Klasse – sie hatte die Anweisungen aus den Legokisten gelesen und eigene Legokreationen geschaffen, die ihr Zimmer füllten.

Auch bei Erwachsenen kommt es wie bei diesen Babys zu einem Punkt in der Therapie, wo die Klienten mit ihren tiefsten persönlichen Seelenkräften in Kontakt kommen. An diesem Punkt haben Erwachsene es schwerer zu Veränderungen zu kommen als Babys, und sie haben manche Konflikte, die Babys nicht haben (z. B. Belange der Familie und der Karriere). Erwachsene Klienten können dann eine Abwehr dagegen entwickeln, sich auf ihr wirkliches Potential und ihr wahres Selbst einzulassen. Babys und Kinder haben dieses Problem nicht. Wie in den obigen zwei Beispielen gezeigt wurde, gibt es sogar schon bei Babys klare Manifestationen seelischer Potentiale.

Schließlich gibt es einen großen Unterschied in der Dauer der Therapie. Bei Erwachsenen beträgt die mittlere Zahl von Sitzungen zur Auflösung eines Geburtstraumas etwa 60 Stunden, bei Babys 10.

■ *Es muß zu sehr starken kathartischen Reaktionen bei dieser Arbeit kommen. Können Sie Ihre Beobachtungen dazu beschreiben?*

Wie bei jeder Regressionsarbeit kommt es manchmal zu sehr starken kathartischen Reaktionen. In meiner frühen Arbeit mit Säuglingen beobachtete ich eine deutliche Tendenz der Säuglinge, dabei den Kontakt aufzugeben. Das heißt, sie kamen in ein starkes kathartisches Abreagieren aber in einer unverbundenen und unbezogenen Weise – fast als ob sie „auf einem anderen Planeten“ seien. Doch bringen diese ungesteuerten kathartischen Reaktionen den Säugling nicht unbedingt in Kontakt mit dem zugrunde liegenden Schmerz. Es gibt da einen weiteren Unterschied in der Behandlung zwischen Erwachsenen und Säuglingen. Für das Kind ist ein Prozeß dann umso heilsamer, je mehr das Kind sich wehren kann (während es sich auch gleichzeitig dem Geschehen überläßt) und je mehr die kathartische Reaktion aufgefangen werden kann und doch noch die Qualität einer

Katharsis hat. Demgegenüber wird bei Erwachsenen allgemein angenommen, daß das Heilungspotential umso größer ist, je intensiver und tiefer die kathartische Abreaktion ist.

Es gibt eine subtile Balance zwischen Katharsis und Wiederherstellung (repatterning) und man braucht alle Erfahrung, um hier die richtige Balance zu halten. Wenn Wiederherstellung im Prozeß zu früh geschieht, dann stabilisiert dies nur die Abwehr durch ein weiteres Abwehrsystem und es kommt zu keinem wirklichen Heilungsprozeß. Die wirksamen Behandlungen nutzen progressive Erfahrungen mit Katharsis und Wiederherstellung von affektiven und motorischen Mustern in wechselseitiger Verbindung.

■ *Welche Forschung gibt es zu den Langzeiteffekten dieser Arbeit?*

Ich habe ein Pilotprojekt über 20 Jahre zur Behandlung von Babys, Kleinkindern und Kindern durchgeführt. Für jeden Patienten gibt es eine Kontrollperson. Ich war in der Lage, die Wirkung des Behandlungsmodelles zu bestimmen. Diese Untersuchung hat zusammen mit meinen Beobachtungen zur Entwicklung einer wissenschaftlichen und zugleich einer emotionalen und intuitiven Basis zur Bewertung der Behandlungsergebnisse geführt.

Ich habe dabei den Zuwachs an Intelligenz und seelischem Potential, den ich oben erwähnte, beobachtet. Die Spiritualität ist ein anderes Ergebnis dieser Arbeit. Behandelte Kinder sind spirituell entwickelte Wesen. Durch die Befreiung von negativen Erfahrungen haben sie größeren Zugang zu ihrem höheren Selbst.

■ *Haben Sie Darstellungen dieser Arbeit gegeben?*

Ich bin dabei, zwei Videos herzustellen. Das erste, „Die Behandlung des Geburtstraumas während der Säuglingszeit“, ist eine Einführung in die Arbeit für Eltern und Fachleute. Das zweite, „Die Behandlung des Geburtstraumas während der Säuglingszeit, 3 Fallbeispiele“, zeigt die Behandlung vom Anfang bis Ende mit allen Methoden und Ergebnissen bei drei Klienten bis zu einem Alter von acht Jahren.

Es wird jetzt mehr akzeptiert, daß ein vorgeburtliches Trauma und ein Geburtstrauma unbehandelt im späteren Leben zu größeren Schwierigkeiten führen kann. Dr. Emerson stellt fest, „vorgeburtliche Erinnerungen beeinflussen die frühe Kindheitsentwicklung und bilden, wenn nicht eine Behandlung stattfindet, die Grundlage der späteren erwachsenen Persönlichkeitsmuster“. Es scheint offenbar, daß je früher ein Geburtstrauma behandelt wird, desto größer die Chance des Betreffenden für ein gesundes und aktives Leben späterhin ist. Dr. Emerson schließt: „In meiner Erfahrung spricht Primärtherapie mit Säuglingen das Tiefste und Beste in unserem Menschsein an.“

Psychotherapie mit Säuglingen

[Vorbemerkung des Herausgebers dieser Zeitschrift:] Ich traf William Emerson auf dem 3. Kongreß für Pränatale Psychologie in San Francisco, als ich seinen Vortrag und Film besuchte. Ich beobachtete zwei Arten der Publikumsreaktion auf diesen Film. Einige waren von diesen Bildern von Säuglingen in einer kathartischen Behandlung fasziniert. Andere waren entsetzt, „Wie kann er diese armen Babys nur so quälen!", war ihre Reaktion.

Meine Reaktion war anders. Ich hatte mit mehr als 300 Erwachsenen in tiefgehender Erlebnistherapie gearbeitet, die ausführliches Arbeiten mit vorgeburtlichen und geburtlichen Erinnerungen einschloß, und war der Meinung, ich hätte alles in dieser Art zu arbeiten gesehen und erfahren. Doch der Film von William Emersons Arbeit mit Babys ließ mir die Tränen in die Augen treten, weil ich ganz klar das echte Heilwerden beobachten konnte, das in dieser Arbeit mit Kindern geschieht.

Wenn ich ehrlich bin, galten manche dieser Tränen mir selbst. Meine eigene Geburt erfolgte, während meine Mutter narkotisiert war und eine Lachgasanästhesie hatte in Form einer sogenannten mittleren Zange, also eine Zangengeburt aus dem Mittelteil des Geburtskanals. Es folgten drei Tage Benommenheit in einem Inkubator ohne wirkliche Beziehung danach. Die ersten 20 Jahre meines Lebens waren wie ein Hindernislauf, und ich konnte mich nur fragen, wie mein Leben hätte sein können, wenn William Emerson mit mir und meinen Eltern gearbeitet hätte, wenn das Trauma nicht die Zeit gehabt hätte, sich in vielfältiger Weise zu entwickeln und praktisch alle meine späteren Lebenserfahrungen zu beeinflussen.

Paulas 28 Monate alter Sohn war scheu und hing beim ersten Auftauchen eines Fremden an ihrem Rockzipfel. Sein Blick suchte verstohlen nach Liebe, gleichzeitig eine Zurückweisung vorwegnehmend. Paulas Ehemann verließ die Familie, als Chuckie ein Säugling war, und die wenigen Männer, die in Paulas einsamem Leben eine Rolle spielten, lernten auch nur ein weinerliches und unsicheres Kleinkind kennen. Chuckie schien, solange kein

---

Erstveröffentlichung in: Pre- and Perinatal Psychology News, 1987.

Mann in Sicht war, ganz in Ordnung. Doch wenn Paula jemanden Neues traf, verhielt sich Chuckie, als ob er in einem Zustand von nackter Angst sei. Und wenn Paulas früherer Mann zu seinen häufigen Besuchen kam, verhielt sich Chuckie sehr ambivalent, stieß ihn ebenso weg wie er ihn suchte.

Chuckies Ambivalenz gegenüber seinem Vater und seine extreme Angst gegenüber fremden Männern veranlaßte Paula, professionelle Hilfe zu suchen. Der erste Psychologe, den sie aufsuchte, entwickelte verschiedene Hypothesen zu möglichen Ursachen wie eine pathologische Beziehung zwischen der Mutter und dem Vater, traumatische Auswirkungen der Trennung der Eltern und die Möglichkeit, daß feindliche Gefühle von Paula zu ihrem Mann und zu Männern im allgemeinen die Gefühle ihres Sohnes Männern gegenüber vergiftete. Dieser Psychologe, dem die Pränatale Psychologie unbekannt war, stellte fest, daß die „Einstellung“ des Jungen zu Männern „sogar seit Geburt“ zu bestehen schien und entweder erbliche oder charakterologische Ursachen haben könnte.

Paula kam zu mir, als sie hörte, daß ich mit Säuglingen Traumen aus der Zeit vor der Geburt und während der Geburt bearbeitete. Beim Sandspiel beobachtete ich, daß sich Chuckie sehr mit der Figur eines im Mutterleib geschlagenen Fötus identifizierte. In meiner Arbeit mit Kindern verwende ich verschiedene Kombinationen von Körperarbeit, intrauterinen Klängen und Musik, die unbewußte vorgeburtliche Erinnerung anregen, und weiter mit der Simulation intrauteriner und geburtlicher Situationen. Unter Verwendung dieser Techniken begleitete ich die Regression von Chuckie in seine pränatale Zeit, wo er sich in ungeheurer Angst erlebte und angeschrien, geschlagen und gequält fühlte.

Als ich seiner Mutter über unsere erste Sitzung erzählte, brach sie unmittelbar in Tränen aus und schluchzte, „Oh mein armer kleiner Junge ... Wie konnte er das wissen? Ich erzählte niemanden etwas davon, nicht einmal meinem Mann ... Bitte erzählen Sie es niemanden, ich möchte nicht, daß sein Vater davon erfährt.“ Sie erzählte mir dann, daß sie während der Schwangerschaft mit Chuckie eine außereheliche Affäre mit einem Mann hatte. Dieser Mann drohte ihr, „das Leben aus ihr herauszuschlagen“, wenn sie nicht ihren Ehemann verlassen und ihn heiraten würde. Und bei mehreren Gelegenheiten tat er genau das und schlug sie schwer auf den Leib, das Gesicht und den Körper.

In vier Sitzungen Regressionstherapie begleitete ich Chuckie in Gegenwart seiner Mutter und seines Vaters durch eine tiefe Katharsis all der Gefühle, die aus dem Mißbrauch stammten, den er im Mutterleib erlebt hatte. Seine Symptome von Fremdenangst und Ambivalenz dem Vater gegenüber verschwanden nach diesen Sitzungen. Er ist vier Jahre alt und zeigt keine Nachwirkungen des Mißbrauchs.

Ich habe diesen sehr komplexen Fall verdichtet, um drei Punkte klarzumachen:

1. Das Kind erlebt vor der Geburt jeden Mißbrauch, dem die Mutter ausgesetzt ist, mit;
2. Vorgeburtliche Erinnerungen beeinflussen die frühe kindliche Entwicklung und beeinflussen, wenn es zu keiner Behandlung kommt, die Fundamente der späteren erwachsenen Persönlichkeit;
3. Vorgeburtliche und geburtliche Traumen können wirksam und nachhaltig in der Säuglingszeit und frühen Kindheit bearbeitet werden.

In meiner klinischen Erfahrung mit Säuglingen und Kindern hat sich eine ganze Anzahl von vorgeburtlichen und geburtlichen Ereignissen als traumatisch erwiesen. Ich habe gesehen, wie Gedanken und Gefühle der Mutter das Kind vor der Geburt beeinflussen und beeinträchtigen, auch wenn kein direktes körperliches Trauma vorliegt. Zum Beispiel habe ich eine klare Beobachtung, daß eine Mutter mit einem starken Wunsch nach Abtreibung ein Kind hatte, das entsprechende unbewußte Ängste vor Vernichtung, Zerstörung und tiefe Gefühle von Einsamkeit und Verlassenheit hatte. Diese Gefühle beeinflussen auch späteres Verhalten und können in einer Therapie aufgelöst werden.

Vorgeburtliche und geburtliche Traumen können auch mit einer ungewollten Konzeption in Zusammenhang stehen, wie ebenso mit dem Tod eines vorgeburtlichen Zwillings, Familienkrisen wie Trennungen, Todesfällen, Krankheiten, finanziellen Krisen, sexuellen Störungen; Drogenmißbrauch der Mutter, Krankheiten oder Vergiftungen der Mutter; Frühgeburt oder Übertragung und Beschneidung. Dies ist keine vollständige Liste aller möglichen Traumen, noch sind alle diese Ereignisse notwendigerweise traumatisch, wenn man ihnen ausgesetzt ist.

Am häufigsten habe ich beobachtet, daß die Geburt selbst Ursache eines Traumas sein kann. Sowohl Kaiserschnittgeburten wie Vaginalgeburten können traumatisch sein und die meisten Kinder scheinen ein gewisses Ausmaß von Traumatisierung bei ihrer Geburt zu erleben. 95% einer Untersuchungsgruppe von 200 Kindern zeigte Hinweise auf leichte bis schwere Geburtstraumen. Deshalb ist es besonders wichtig, daß wir den Einfluß der Geburt auf die Persönlichkeit erkennen und für Heilungsmöglichkeiten bei Vorliegen eines Geburtstraumas sorgen.

Meine Arbeit hat sich in eine Spezialisierung auf die wirksame Behandlung von vorgeburtlichen und geburtlichen Traumen entwickelt. Ich bezeichne sie als „Birthrefacilitation“ (nachträgliche Geburtsbearbeitung oder Geburtsrestitution). Diese Behandlung wird in der Regel durch einen erfahrenen Fachmann supervidiert und findet in enger Zusammenarbeit mit den Eltern oder anderen Beziehungspersonen des Säuglings oder Kindes statt. Die von mir ausgebildeten Therapeuten kommen aus verschiedenen Berufen, und zwar nach Häufigkeit geordnet: geburtshilfliche Krankenschwestern, Hebammen, Massagetherapeuten, Chiropraktiker, osteopathische Ärzte, Geburtsvorbereiter, homöopathische Ärzte, Reichianische Therapeuten, Rebirther, Geburtshelfer, Psychologen und Kinderärzte. Diese Fachleute fungieren zunehmend als Berater der Eltern, die dann unter enger Supervision und Anleitung selbst mit ihren Kindern arbeiten.

Die Ergebnisse dieser Behandlungen sind 1987 in *Aesthema*, der Zeitschrift der International Primal Association, dargestellt worden. Im allgemeinen verändern sich körperliche und/oder seelische Symptome dramatisch, manchmal nach nur zwei oder drei Sitzungen. Dazu kommt, daß sich keine späteren Störungen oder Fehlfunktionen entwickeln (bis jetzt wurden Kinder über zwölf Jahre nachuntersucht) und positive Auswirkungen auf die Persönlichkeit und die Entwicklung eindeutig festgestellt wurden.

Aber jenseits von dem, was wir in einer Therapie erreichen können, glaube ich, daß das Wichtigste für uns ist, daß wir uns dessen wirklich innewerden, was wir alles tun können, damit unsere Schwangerschaften und Geburten für die Kinder, die wir zur Welt bringen, den bestmöglichen Lebensanfang darstellen.

Nachträgliche Geburtsbearbeitung bei Säuglingen und Kindern

Ich möchte Sie zunächst über den Inhalt meines Vortrages orientieren. Zuerst will ich einen Film über Geburtsregressionen bei Säuglingen und Kindern zeigen. Ich verwende den Ausdruck „Regression" hier in einem lockeren Sinn, weil die Säuglinge ihrem Geburtserleben noch so nahe sind, daß es fast unmöglich ist, sie von diesem Geburtserleben zu trennen oder dazu einen Abstand herzustellen. Säuglinge suchen beständig, ihren Geburtsprozeß erneut auszuleben, um ihn auf diese Weise aufzulösen, in der gleichen Weise wie Erwachsene ihre primären Erfahrungen im Leben rekapitulieren. Freud schrieb viel über Wiederholung (recapitulation) als pathologischen Prozeß. So wird man wahrscheinlich, wenn man als Säugling vernachlässigt worden ist, im eigenen Leben Vernachlässigungssituationen schaffen. Dies geschieht dadurch, daß man Situationen wählt, mit denen Vernachlässigung verbunden ist, oder auch dadurch, daß man Vernachlässigungssituationen selbst schafft. Der Säugling verhält sich hier nicht anders als Erwachsene.

So will ich zuerst den Film über nachträgliche Geburtsbearbeitung bei Säuglingen zeigen. Als zweites will ich Teile eines Filmes über nachträgliche Geburtsbearbeitung bei Kindern zeigen. So werden wir uns erst mit Säuglingen beschäftigen und dann mit Kindern. Dann werden wir uns der vorgeburtlichen Regressionsarbeit mit Säuglingen und Kindern zuwenden. Dazu ist es erforderlich, die klinische Forschung über vorgeburtliche Regression und Entwicklung zu besprechen. Es ist fast unmöglich, Kinder oder Säuglinge bei vorgeburtlichen Regressionen zu begleiten, wenn man nicht eine Vorstellung von der Kartographie des inneren Raumes in der vorgeburtlichen Zeit hat, einfach weil vieles von dem Verhalten, auf das man empathisch reagieren muß, mit dem eigenen Selbsterfahrungswissen von dem zu tun hat, was in der vorgeburtlichen Zeit stattfand.

Lassen Sie mich einige Schlußfolgerungen aus der Forschung mitteilen. Ich will sie einfach aufführen und Ihnen dann die Beweise für diese

---

Transkript eines Vortrages auf dem 2. Internationalen Kongreß für Prä- und Perinatale Psychologie in San Diego, CA, 1985.

Schlußfolgerungen vermitteln. Zum ersten bin ich der Meinung, daß wir ein neues Paradigma in der westlichen Psychologie brauchen, und die Pränatale Psychologie ist in der besten Position, in diesen Paradigmenwechsel Klarheit zu bringen. In Ermangelung eines besseren Ausdrucks nenne ich diesen Paradigmenwechsel „Entwicklungsdualismus".

Dieses Paradigma muß neben dem bekannten neurologischen System ein „extra"-neurologisches System, neben dem biochemischen und körperlichen System ein spirituelles System umfassen und sowohl objektive Realitäten wie auch eine mystische Ebene einbeziehen.

Eine andere Schlußfolgerung ist die, daß vorgeburtliche Entwicklung regelmäßig durch drei „theoretische" Stufen geht. Ich verwende das Wort „theoretisch", weil ich den Vortrag von Ashley Montague von gestern erinnere, in dem er sagte, „Theorien sollten aus Beobachtungen hervorgehen, aber wenn man erst einmal eine Theorie hat, dann ist es in der Wissenschaft das Gefährlichste, von seiner eigenen Therapie bezaubert zu sein und auf die Suche nach Beweisen für sie zu gehen. Der erste Schritt in der Entwicklung einer Theorie muß der Versuch sein, sie zu zerstören, Gegenbeweise zu suchen, und wenn man sie nicht widerlegen kann, dann sollte man nach Bestätigungen suchen. Und wenn eine Theorie bestätigt worden ist, dann sollte sie der Prüfung und objektiven Verifikation durch andere unterworfen werden." Ich muß gestehen, ein bißchen von dieser Theorie bezaubert zu sein. Ich bin nicht besonders daran interessiert, sie heute zu zerstören, sondern ich möchte Sie Ihnen lieber heute erst einmal vorstellen.

Es gibt drei sehr spezifische Stufen, die wir als Blastozyste, Embryo und Fötus durchlaufen. Diese Stufen haben sich mir bei der pränatalen Regression als ebenso hilfreich erwiesen wie Grofs perinatale Matrizen für den Geburtsprozeß. Wie viele von Ihnen sind mit den perinatalen Matrizen vertraut, heben Sie bitte die Hand. So, dann werde ich diese kurz besprechen müssen, bevor wir mit dem Film anfangen. Ein weiterer Befund ist, daß bestimmte Zeiten in der vorgeburtlichen Entwicklung empfindlicher für die Auswirkungen eines Traumas sind als andere. Es gibt einige sehr spezifische Zeiträume in der vorgeburtlichen Entwicklung, während der man sehr viel mehr auf ein mögliches Trauma achten muß, und wir haben auch gefunden, daß im Falle einer Traumatisierung es extrem wichtig ist, daß die Mutter oder der Vater oder andere, die äußerlich an dem Trauma beteiligt sind, wirklich von ihren eigenen Gefühlen ausgehen; es ist sehr gefährlich, wenn ein Elternteil trauert oder körperlich krank ist und sich nicht auf sein eigenes Erleben mit der Trauer oder der Erkrankung einläßt. Dies kann für den Föten sehr schädlich sein. Dies ist ein sehr klarer Befund.

Wir haben beobachtet, daß die wesentlichen Vorläufer für seelische Symptome und organische Erkrankungen aus einem Wechselspiel zwischen dem Trauma und dem Bewußtsein hervorgehen. Dabei scheinen die Blastozyste, der Embryo und der Fötus an einem höhere Bewußtsein teilzuhaben wie auch über ein Ich-Bewußtsein zu verfügen.

Dies ist ein sehr wichtiger Befund, daß vorgeburtliche Traumen alle biologischen, körperlichen, seelischen oder spirituellen Vorgänge zum Zeitpunkt des Traumas betreffen. So haben z. B. die ersten fünf Wochen im Uterus nach der Konzeption vor allem mit Vervielfältigung, Teilung und Entwicklung zu tun. 100% der erwachsenen Klienten, die wir bei ihrer Regression in diese Zeit zurückbegleiteten, hatten schwere Traumen in diesen ersten fünf Wochen nach der Konzeption. So beginnt man, den Krebs als anormale Form einer zellulären Vervielfältigung und Teilung zu sehen.

Ein paar andere Befunde: von der 5. bis zur 12. Woche gibt es eine Periode der Organentwicklung im Uterus. Ein nicht so klares Ergebnis, 60% der Menschen mit organischen Störungen und Erkrankungen hatten schwere Traumen in der Zeit von der 5. bis zur 12. Woche. In meinem eigenen Fall war meine Mutter sehr ambivalent in Bezug auf die Empfängnis eines Kindes und in meiner eigenen Regressionsarbeit habe ich eine Menge Traumatisierung um die 3. Woche gefunden. Dies ist genau die Zeit, wo das Herz zu schlagen und zu funktionieren beginnt. Ich hatte Herzbeschwerden in den letzten 15 Jahren. Die Regressionstherapie war heilsam. 70% der Patienten mit Herzinfarkt, mit denen wir gearbeitet hatten, hatten schweren traumatischen Streß zwischen der Mitte der 2. Woche und der Mitte der 3. Woche nach der Empfängnis.

Der Prozeß der nachträglichen Geburtsbearbeitung bei Säuglingen ist wirklich eine präventive Methode, die die Eltern einbezieht und ihnen beibringt, wie sie mit ihrem Kind arbeiten können. Dabei sind die neurologischen Bedingungen in der Kindheit von Vorteil. Ich bin kein Experte in Neurophysiologie oder Hirnphysiologie, aber ein Fachmann in diesem Bereich erzählte mir, daß im Alter von sieben Jahren das Corpus Callosum die rechte und linke Hirnhälfte fest miteinander verbindet, und daß die rechte Hirnhälfte und der Hirnstamm die Hauptaufnahmeorte für früheste traumatische Erinnerungen und Erfahrungen sind. Wenn man die Entwicklung in der Kindheit betrachtet, dann ist die ungeheure Flexibilität von Kindern unter sieben Jahren eindrücklich. So können z. B. Kinder bis zu diesem Alter sehr leicht verschiedene Rollen einnehmen und Eigenschaften verändern, ohne dabei viel Schwierigkeiten zu haben. Sie können verschiedene Eigenschaften, Ausdrucksweisen, Verhaltensweisen und Rollen annehmen; sie haben ein viel fließenderes Bewußtsein, können es leichter einfach gehenlassen. Kinder vor dem siebten Lebensjahr können eine zweite Sprache sehr rasch lernen und können dann in ihrem ganzen Leben über diese beiden Sprachen verfügen, ohne daß sie sich gegenseitig stören. Es gibt eine ganze Reihe von Befunden, die darauf hinweisen, daß Kinder vor dem siebten Lebensjahr hinsichtlich ihrer Hirnphysiologie und Neurologie extrem flexibel sind. Dies sind nur einige der vielen Hinweise, die diese Aussage belegen.

Nun habe ich vielerlei angesprochen, und ich denke, dieser lange Vortrag ist in sich selbst eine Widerspiegelung meiner eigenen Geburt. Ich blieb sehr zäh und eigensinnig bei meinem eigenen Weg. Ich stieß sogar eine Zwillingsschwester aus dem Weg und kam als Erster heraus. Letzten Winter kam dieses ganze Geburtsschema wieder hoch. Meine Frau und ich waren Skifahren, und sie brachte es mir bei. Jedesmal beim Verlassen des Liftes gab ich ihr unbewußt einen Stoß mit dem Ellbogen, um als Erster herauszukommen. So gerieten wir in ein Handgemenge, wer zuerst herauskommt. Doch sie gab keinen Moment nach. Ich bekam ihren Skistock zu spüren, stolperte und lernte ganz schnell meine Lektion.

Wenn ich Leuten erzähle, daß ich Pränatalpsychologe bin, schauen sie oft so, als ob sie Mitleid mit mir hätten und beginnen zu fragen: „Was ist das, ein Pränatalpsychologe?“ Dann erkläre ich es ihnen, und sie sagen: „Wo bekamen Sie Ihre Ausbildung?“ Ich sage dann: „An der Universität für ... in ...“. Während meines klinischen Praktikums hatte ich ein Stück Selbsterfahrung zu machen. Das war in einer sehr konservativen Gegend in Nashville im Süden der USA. Ich bekam einen Jungianischen Analytiker als Therapeuten zugewiesen. Er war ein kleiner Mann mit schütterem Haar und einer kleinen ordentlichen Krawatte. Das einzige Zeichen von Radikalismus war, daß er Sandalen ohne Socken trug. Er kam zu den Sitzungen, und ich legte mich auf die Couch und begann mit dem freien Assoziieren. In den ersten Sitzungen kam eine ungeheuere Energie hoch, mein Körper begann sich zu krümmen, ich begann zu husten und zu spucken, und er geriet ganz außer sich. Er wanderte ziellos im Kreise und sagte: „Oh, Oh, Oh, Oh, Oh, Sch, Sch, Sch, Ruhe, Ruhe, Ruhe!“ Er rannte zum Badezimmer, holte ein Handtuch, legte es unten an die Türritze und kam zurück. Ich konnte nicht anders. Ich krümmte mich weiter und hustete. Urplötzlich war ich in meine Geburt geraten. Ich war total geschockt und auf das äußerste erstaunt über das was geschah. Ich hatte dieses Bild, wie ich versuchte, meine Zwillingsschwester herauszuziehen, und ich weinte, schrie und jammerte. Er fühlte sich auf das äußerste unwohl, „Ruhe, Ruhe, frei assoziieren, äh, äh, äh, nur einen Moment", sagte er. Als ich schließlich meine Augen öffnete und die Sitzung vorbei war, waren keine Kissen mehr im Raum, aber vier große Handtücher, zwei Wolldecken, fünf Bücher und zwei Stühle waren vor der Tür aufgestapelt, und die Vorhänge waren zur Schalldämmung zugezogen.

Für Monate war ich das schwarze Schaf in der Abteilung. So ging ich etwa ins Restaurant, und er war dort mit seiner Frau und 8 oder 10 Fakultätsmitgliedern mit ihren Frauen. Schon wenn ich durch die Tür kam, steckte er mit einem Ruck mit seiner Frau die Köpfe zusammen und flüsterte, dann wandte sie sich wieder mit einem Ruck zum nächsten und sie flüsterte ihm zu, und so gingen die Neuigkeiten über mich um den Tisch. Dann schauten mich alle 10 an, als ob ich irgendein verrückter Kerl war, und starrten mich einfach an. Auf jeden Fall war ich mit meiner Selbsterfahrung in der vorgeburtlichen Zeit gelandet. Meine Mutter litt während der ganzen Schwangerschaft unter schwerem Erbrechen, was ihre starke Ambivalenz widerspiegelte, ein Kind zu bekommen. Sie wünschte sich verzweifelt ein Mädchen, das war der einzige Grund für die Empfängnis. Deshalb war sie auch zufrieden, weil ich eine Zwillingsschwester hatte. Doch starb meine Zwillingsschwester 12 Stunden nach der Geburt. Wir waren zu früh geboren und ich lag sechs Wochen in einer Frühgeborenen-Intensivstation in einem Inkubator. Ich wurde mit Klumpfüßen geboren. Das bedeutet, daß meine Fußsohlen statt nach unten nach oben gebogen waren. Es war sehr schmerzhaft, wenn sie versuchten, die Fußstellung dadurch zu korrigieren, daß sie die Füße nach unten drehten und versuchten, eine gerade Stellung der Knochen zu erreichen. Bis zum 12. Lebensjahr hatte ich Gipsschienen an meinen Beinen. All dies bedeutete für meine Familie eine schwere finanzielle Belastung. Meine Familie war sehr arm und die Arztkosten belasteten den Finanzhaushalt der Familie auf das äußerste. Meine erste Erinnerung, abgesehen von den erwähnten mit den Füßen, betrafen eine Situation mit meinem neidischen älteren Bruder, der mir mit einem Hammer auf den Kopf schlug. So, das ist eine kurze Autobiographie meiner pränatalen und frühen postnatalen Lebenszeit.

Nach Abschluß der Universität verbrachte ich während meiner klinischen Zeit mehrere Jahre in Europa und arbeitete mit Frank Lake. Es war ein Glücksfall, daß ich mit Frank arbeiten konnte, der 20 Jahre lang psycholytsche Therapie nach Stanislav Grof in Europa gemacht hatte und der sich nun der Reichianischen Arbeit zugewandt hatte. Als Teil der siebentägigen intensiven Selbsterfahrungszeiten, die wir durchführten, pflegten Eltern ihre Kinder mitzubringen. Ich konnte sehen, wie Säuglinge auf den regressiven Primärprozeß reagierten, den die Erwachsenen durchmachten. Der Einfluß war in keiner Weise negativ, und ich wurde sehr von der Möglichkeit fasziniert, daß man vielleicht mit Kindern arbeiten könnte. Da war besonders dieses eine Kind, das, um es kurz zu machen, total durcheinander war. Es ging in Reaktion auf die Arbeit der Erwachsenen durch eine Anzahl von psychotisch wirkenden regressiven Zuständen. Innerhalb einer Zeit von sechs Wochen intensiver Regressionstherapie kam es ganz aus ihm selbst heraus und mit nur wenig haltender und berührender Unterstützung zu radikalen Änderungen, darunter einer kompletten Remission von bronchitischen und asthmatischen Zuständen, Kieferkrampf, Schielen und noch anderen Veränderungen. Ich war total erstaunt, das war 1974, als ich mich entschied, daß dies die Art Arbeit war, die ich machen wollte.

Bis jetzt (1987) habe ich mit ungefähr 600 Säuglingen und Kindern gearbeitet, jedoch mit den meisten in der Gruppe. Ich habe die Behandlungen mit 75 Kindern abgeschlossen, darunter 16 Einzelbehandlungen. Das ist immer noch eine kleine Zahl, aber ich habe diese Kinder durch die nachträgliche unterstützende Bearbeitung ihrer Geburt und ihrer vorgeburtlichen Zeit hindurchbegleitet. Die Nachuntersuchungen umfassen mindestens drei Jahre und bis zu sieben Jahren. Die Ergebnisse sind unglaublich positiv.

Wer ist in diesem Fall eigentlich der Patient? Nun, der Patient ist das Baby oder das Kind, das durch seine Geburt gegangen ist, eine Geburt, die meist als normal angesehen wurde, es aber in Wirklichkeit nicht war. Eine zusätzliche Bemerkung muß ich machen, nämlich daß keiner von den Säuglingen, mit denen ich gearbeitet habe, auf einer Neugeborenen-Intensivstation war. Ich habe mit einigen gearbeitet, aber dies würde eine eigene Betrachtung erfordern. Wenn ein Säugling auf der Neugeborenen-Intensivstation war, dann war meiner Meinung nach der Vortrag von Ruth Rice in dem Sinne besonders schön, daß er das Hemmungs-Aktivierungssyndrom klar machte. Die Säuglinge in einer Neugeborenen-Intensivstation sind in einer Situation extremer Hemmung der freien Bewegung. Ich konnte allem, was sie sagte, sehr gut folgen, weil ich selbst durch diese Situation hindurchgegangen bin. Diese Kinder brauchen eine besondere Art des therapeutischen Vorgehens. Wenn man ein Kind, das auf einer Neugeborenen-Intensivstation war, versuchen würde zu massieren, zu berühren oder zu streicheln, dann würde man beobachten, daß es unglaublich wenig hierauf antwortet. Bei ihrem Anblick wunderte ich mich wirklich, wie passiv sie in mancher Hinsicht waren, im Vergleich zu den Prozessen, die Sie im Film sehen werden. Deshalb wollte ich diese klärende Bemerkung machen.

Als nächstes will ich weiter die nachträgliche Geburtsbearbeitung bei Säuglingen und Kindern besprechen.

Es gibt vier grundlegende therapeutische Interventionen bei der Geburtsbearbeitung mit einem Säugling oder einem Kind. Die erste therapeutische Funktion ist die leibliche Rekonstruktion der geburtlichen Aspekte der Situation. Als Beispiel nehme ich eine Querlage. Die Hebamme konnte das Kind erreichen, nicht mit einer Zange, sondern mit der Hand, und sie bekam die Hand des Fötus zu fassen und sie zog ihn so herum, daß er in eine Schädellage kam. So kam die Geburt wieder in Gang und ging weiter. Bei der nachträglichen Bearbeitung rekonstruierten wir die Wendebewegung, indem wir vorsichtig an dem Arm zogen. Da entlud sich, so sah es aus, eine ungeheure Wut. Die besondere Arbeitsweise mit einem Säugling entspricht, wie Sie sehen werden, nicht der mit einem Erwachsenen. Es darf nicht zu einer Implosion des Erlebens kommen. Das ist nicht der Prozeß. Zum Prozeß gehört, daß das Kind immer noch im Rahmen seiner Belastbarkeit bleibt, was eine intensive Abreaktion war, aber nicht auf einmal, sondern in kleinen Schritten.

Ein anderer Säugling war eine Gesichtslage. Er war mit dem Kopf mit dem Gesicht voran in den Muttermund eingetreten. Die körperliche Rekonstruktion bedeutete, mit der Hand wirklichen Druck hier auf der Stirn auszuüben, natürlich sehr vorsichtig, bis sich eine Spannung in dem System aufbaute, und dann die Hand wegzunehmen. Man ermöglicht dem Kind, in das Wiedererleben hineinzukommen, und nimmt dann die Hand wieder weg. Das Kind soll so weit wie möglich das Vertrauen gewinnen, daß es selbst den Ablauf der Sitzung bestimmt. Überlasse dem Kind die Leitung. Mit sehr traumatisierten Säuglingen ist das manchmal das Einzige, was möglich ist. Sie sind so vollständig auf sich bezogen, daß es nicht möglich ist, sie zu beeinflussen.

Warum überhaupt diese körperliche Rekonstruktion? Der Säugling ist gerade durch seine Geburt hindurch, warum soll er das noch einmal durchmachen? Man will sicher nicht das Trauma immer wieder neu schaffen. Die Absicht der Rekonstruktion ist zuallererst, eine heilsame Katharsis zu ermöglichen, eine Vertiefung der Bindungsfähigkeit zu fördern, negative Körperkonditionierungen abzubauen und einen Aufbau normaler sensomotorischer Schemata entsprechend den entwicklungspsychologischen Theorien von Piaget zu ermöglichen. Wie kommt man dazu zu wissen, wie man eine Geburt körperlich rekonstruieren kann? Es gibt grundsätzlich vier Wege: zuallererst muß man den Säugling beobachten. Säuglinge schaffen immer wieder körperlich die Streßstellungen ihrer Geburt, bis die Eltern dies wahrnehmen und beachten. Wenn man dies erst einmal bemerkt hat, dann ist es sehr offensichtlich. Sie stellen die Streßstellungen wieder her. Wenn man ein Kind im Schlafen oder Aufwachen oder wenn es in seinem Bett liegt, lange genug beobachtet (wir filmten mit Video Stunden oder bestimmte Abschnitte und haben diese dann den Eltern gezeigt), werden diese Streßstellungen deutlich. So beobachtete ich an einem Nachmittag einmal diesen kleinen Jungen, um Ihnen ein Beispiel zu geben, und er war in seinem Kinderbett und seine Mama hatte für längere Zeit das Zimmer verlassen. Lange Zeit war er ganz damit befaßt, die Tür zu beobachten, wo die Mama verschwunden war. Dann schaute er zurück zur Decke und dann zu mir. Ich war in dem Moment ziemlich unwichtig, und er begann (ich denke das geschieht oft, wenn Kinder wach sind), sich mit seiner Hand wie unabsichtlich an seinem Nacken zu kratzen, etwa in dieser Weise. Und er kratzte sich und kratzte sich, wurde dann unruhig, kratzte sich noch mehr, gab auch kehlige Laute von sich, und dann plötzlich hielt er den Atem an, wurde knallrot und dann violett (ich wurde etwas nervös), dann ging es eher zum Roten zurück, wie ein Sonnenuntergang (ich wurde etwas ängstlich, als ob man mir vorwerfen könnte, ich würde dieses Kind erwürgen). Dann wurde er total blau und dann kam dieser Schrei heraus, dieser gellende Schrei. Die Mutter kam eilends die Treppe herauf, wie Mütter es oft tun, „Oh, mein Liebes, was ist los!“, und sie nahm ihn auf und klopfte ihm den Rücken. Wie kann man so ein plötzliches Auftreten eines Kinderschreiens erklären? Die Mutter wußte es nicht und beruhigte ihn deshalb so gut wie möglich, versuchte ihn zu stillen und ging sicher fünfzehn Mal von einer Seite auf die andere. Ich fragte: „Gab es bei der Geburt irgendwelche Nabelschnurkomplikationen?“ Sie sagte: „Ich weiß nicht.“ So riefen wir den Arzt an und erfuhren, daß die Nabelschnur um den Hals gewickelt war und er sie lösen mußte. Was das Kind tat, war also eine Wiederbelebung des Aspektes der Nabelschnurumschlingung und ein Wiederdurchleben des Traumas aus der Geburtserfahrung, das noch nicht integriert war. Das scheint wie eine Vorannahme. Ich projiziere etwas, dessen ich nicht sicher sein kann, aber es macht Sinn, es so zu sehen. So habe ich es auch als solches behandelt.

Die Grundidee ist also, die Säuglinge und ihre Bewegungen aus der Perspektive der Kartographie der Geburtsabschnitte nach Grof zu betrachten und die sich ereignenden Bewegungen in dieser Weise zu entziffern zu suchen.

Einfach Geburtsumstände körperlich zu erkunden, ist ein zweiter Weg. Wir können die Reaktionen auf simulierten Geburtsdruck beobachten. Indem wir auf verschiedene Stellen des Körpers Druck ausüben, können wir sehen, wie sie reagieren. Schließlich gibt es auch bleibende Folgezeichen. Wir können nach Verformungen, Unebenheiten und Eindellungen durch die Druckwirkungen bei der Geburt Ausschau halten. Dies sind einige der Möglichkeiten, die Sie sich weiter vervollständigen können.

Der wesentlichste und wichtigste Aspekt der nachträglichen unterstützenden Geburtsbearbeitung ist das Spiegeln der kindlichen Gefühle. Wenn man sonst nichts täte, wäre die Leitlinie der Arbeit, das innere Erleben vom Verhalten des Säuglings her zu ergründen und zu erfassen. Öfter erkläre ich den Eltern nur die Kartographie des Geburtsprozesses nach Grof und gebe ihnen einige praktische Beispiele, wie sie damit vermittelnd umgehen können. So geht es etwa in der Geburtsmatrix II um Kontraktionen in einem geschlossenen System, wo Kinder schreien und sehr geängstigt und wütend sein können. Dann kann es sehr hilfreich sein zu sagen, „Du steckst wirklich ganz fest, Du kannst Dich nicht bewegen und bist ängstlich und wütend“.

Dabei geht es nicht um die Annahme, daß das Kind die Worte verstehen kann, sondern darum, daß die Worte die Einfühlung der Eltern mit dem Erleben des Kindes verbinden. Das Kind spürt die Einfühlung und kann das Mitfühlen in den Augen der Eltern sehen. Tatsächlich spiegelt sich der Säugling in den Augen des anderen. Wenn ein solches Spiegeln fehlt, verleugnet wird, verzerrt ist, ungenau ist oder narzißtisch motiviert, dann kommt es unmittelbar zu einem Selbstverlust des Kindes. Das Kind resigniert und kann sich nicht mehr fühlen. Der Verlust des zentralen Selbstgefühls und des Vertrauens in das eigene Erleben hat eine unmittelbare und bleibende Schwächung zur Folge.

Hier ein Beispiel zu den praktischen Folgen. In dem Flugzeug hierher waren in den Sitzen vor uns zwei Kleinkinder. Die Schwester des kleinen Jungen langte zu ihm hinüber und zog an seinem Haar. „Mami, Mami, sie zieht mich an meinem Haar!“, rief er. Die Mutter antwortete: „Das tat sie nicht.“ Der kleine Junge wiederholte seine Klage. Die Mutter sagte: „Wenn Du nicht endlich aufhörst, drehe ich Dir den Hals um!“ Das Kind jammerte weiter und dies dauerte ungefähr eine Stunde.

Nun möchte ich Ihnen beschreiben, wie sich diese Situation entwickelt haben könnte, wenn der kleine Junge seiner Erfahrung mehr getraut hätte. Auf die Klage des Kindes, „Sie zog mich an meinem Haar!“, würde die Mutter sagen, „Sie tat es nicht!“ Das Kind würde sagen, „Sie tat es doch!“

Die Mutter, „Sie tat es nicht!", und das Kind, „Sie tat es doch, Mutter, sie zog mich an meinem Haar! Sie tat es wirklich, bitte sag ihr, sie soll damit aufhören!" Die Mutter, „Hör auf, mich zu belügen!", das Kind, „Mama, sie zog mich am Haar!", die Mutter, „du machst mich verrückt, geh weg!"

Ist der Unterschied zwischen diesen beiden Beispielen deutlich? Das Gefühl für das eigene Erleben und die Beharrlichkeit, dabei zu bleiben, sind im zweiten Beispiel viel stärker. Ich habe diese Geschichte erzählt, weil eines der Ergebnisse der nachträglichen Geburtsbearbeitung bei traumatisierten Säuglingen und Kleinkindern das ist, daß sie danach der eigenen Erfahrung viel mehr trauen. Nun, das mag Ihnen als Eltern nicht gefallen, aber was die seelische Gesundheit angeht, geht es darum, das zentrale Selbstgefühl herzustellen und es auf der tiefstmöglichen Ebene zu unterstützen.

Ein weiterer Grund für die Bedeutung des Spiegelns der kindlichen Gefühle besteht darin, daß gestreßte und traumatisierte Kinder einfach nicht zu einer Bindung fähig sind. Auch wenn sie kürzer oder länger Augenkontakt halten können, kann es sein, daß sie nicht wirklich da sind. Man kann das auf Fotografien von Kindern sehen. Man spürt den Schmerz dort, wo eigentlich Begegnung und Bindung zwischen Kindern und Eltern möglich wäre. Wir haben oft gesehen, daß es bei traumatisierten Kindern Eßschwierigkeiten gibt, Durchschlafschwierigkeiten, Darmstörungen und fehlenden Augenkontakt sogar beim Stillen. Wenn es gelingt, den Geburtsprozeß zu rekonstruieren, dann können wir als Erstes beobachten, daß sich Bindung entwickelt und vertieft. Augenkontakt und Einfühlung nehmen zu.

Ich möchte Ihnen etwas aus Alice Millers „Drama des begabten Kindes" zum Spiegeln der Gefühle zitieren: „Jedes Kind hat das legitime Bedürfnis, von seiner Mutter bemerkt, verstanden, ernstgenommen und respektiert zu werden. In den ersten Lebenswochen und Monaten braucht es die Erreichbarkeit der Mutter. Es muß in der Lage sein, sie zu nutzen und von ihr gespiegelt zu werden. Das wird in schöner Weise in einem von Winnicott gebrauchten Bild ausgedrückt. Die Mutter blickt das Baby in ihren Armen an, und das Baby blickt in das Gesicht der Mutter und findet sich dort. Das geht natürlich nur, wenn die Mutter dieses einzigartige, kleine Menschenwesen wirklich ansieht und nicht eigene Introjekte, eigene Erwartungen, Ängste oder Pläne mit ihm auf das Kind projiziert. In diesem Falle findet das Kind nicht ein Gegenüber, sondern nur die Nöte der Mutter. Dieses Kind würde ohne eine Spiegelung bleiben und für den Rest seines Lebens diese Spiegelung vergeblich suchen."

So besteht ein Teil der Arbeit bei der nachträglichen Geburtsbearbeitung darin, die Eltern mit den Stadien der Geburt vertraut zu machen und die verschiedenen Möglichkeiten von Spiegelung bei verschiedenen Arten von Traumen aufzuzeigen. Manchmal sind nur Vermutungen möglich und man muß riskieren, daneben zu liegen.

Ein anderer wichtiger Aspekt der Geburtsdurcharbeitung ist die Auflösung negativer Körperkonditionierungen. Geburt ist eine Erfahrung von Druck, Berührung und Bewegungsempfindungen. Dabei kann sich der Druck auf bestimmte Körperstellen oder Körperbezirke mit elementaren Erfahrungen von Schreck, Angst, Wut oder Traurigkeit verknüpfen. So gibt es in einem unserer Filme (das betreffende Baby wird als R bezeichnet) intensiven und lange anhaltenden Druck auf Rs rechte Schulter und Schlüsselbein. Dies war mit schrecklicher Angst, Wut und gleichzeitig hilfloser Traurigkeit verbunden. So löste anfangs jede Berührung der Schulter ein Erschrecken aus; manchmal auch Wut, manchmal auch Traurigkeit. Durch die Behandlung wird nun diese starre Verbindung mit dem Geburtstrauma aufgelöst und der Druck auf den Körper kann sich auch mit anderen Gefühlen verbinden. Wenn wir diese negativen Körperkonditionierungen auflösen, schaukeln wir mit dem Kind, singen mit dem Kind, machen Musik, massieren es, so daß ein wichtiger Teil des Behandlungsprozesses nicht so sehr in Katharsis besteht, sondern mehr in einer Umformung negativer Körperkonditionierungen.

Eine der primären Ich-Funktionen in den ersten sechs Monaten des Säuglingsalters ist das Lernen von regelmäßigen Verbindungen. Deshalb versuchen wir, fixierende Verknüpfungen in eine positive Richtung umzuformen. Und schließlich das Wiederherstellen von Bewegungsmustern. Das ist im Film recht gut gezeigt, so daß ich hier den Film selbst sprechen lassen will.

Dann sollte schließlich noch etwas erwähnt werden, das in diesem Film nicht offensichtlich ist, aber bei den Berührungen verwandt wird. Wir haben eine Skala für den Streß, dem das Kind bei der Geburt ausgesetzt war. Auf dieser 10-Punkte-Skala lag Rowan bei 7,5, was ziemlich hoch ist. Wir begannen mit energetischer Berührung, was bedeutet, daß wir unsere Hände etwa 15 cm über dem Körper halten. Da begann er schon, gefühlsmäßig zu reagieren. Dann gingen wir weiter von der energetischen Berührung zu einer Berührung, die dem Druck einer Feder, eines Handschuhs, eines Bleistifts und einer Banane entspricht, und gingen dann weiter zu einem Berührungsdruck wie bei einer sanften Massage. Weiter gehen wir nie. Es gibt keine Haltungskorrekturen, Rolfing oder tiefe Gewebemassage. Ich würde so etwas nie bei einem Säugling oder einem Kind machen. Wir sind in dieser Beziehung sehr sorgsam, wenn dies auch in dem Film nicht so deutlich wird.

Wir wollen uns nun den Film ansehen. Er hat zwei Teile. Im ersten geht es um Geburtsdurcharbeitung mit Säuglingen und im zweiten um Geburtsdurcharbeitung mit Kindern. Zwischen den beiden Teilen gibt es eine kurze Pause. Der Film ist etwa 30 Minuten lang. Es ist ein kommerziell hergestellter Film, und ich zeige von 60 Minuten etwa 30, so daß wir mehr Zeit für andere Themen haben.

Kommentar zum Film

Ich verbrachte acht Jahre mit Regressionstherapie mit Erwachsenen und las und forschte soviel wie möglich, um eine Landkarte des inneren Erlebens zu bekommen, das Erwachsene bei pränataler Regression in den Uterus haben. Natürlich ist es ein großer Sprung anzunehmen, daß die regressiven Erfahrungen von Erwachsenen mit denen von Kindern vergleichbar sind, aber es gab mir eine gewisse Vorstellung von den vorsprachlichen Erfahrungen, denen ich bei den Säuglingen und Kindern im Prozeß der Regression zur pränatalen Zeit begegnen würde.

Nach meiner Beobachtung war die Zahl der bewußten Erfahrungen bei Erwachsenen bei uteriner Regression besonders in Bezug auf das erste und zweite Trimester ziemlich niedrig. Das Ich hat in der vorgeburtlichen Zeit dieselbe Funktion wie in der späteren Lebenszeit. Die Aufgabe des Ichs ist, den Bezug zur äußeren Welt herzustellen und eine Anpassung zu ermöglichen, in der vorgeburtlichen Zeit also zur Umwelt des Mutterleibes. Eine weitere Funktion des Ichs ist der Umgang mit Erfahrungen aus dem Unbewußten oder dem, was das Unbewußte genannt wird, aber nicht örtlich verstanden, also der Umgang mit unbewußten und spirituellen Erfahrungen und deren Vermittlung. Ich beobachtete, daß von 150 Leuten nur 29 keine Traumen in der vorgeburtlichen Zeit hatten, und von diesen 29 hatte keiner während der ersten zwei Trimester ein Erleben seines Ich. So scheint es bei einer Traumatisierung zu einer vorzeitigen Besetzung oder Aktivierung von Ich-Funktionen zu kommen. Ich meine nicht, daß Ich-Funktionen im Uterus besetzt und aktiviert werden müssen, aber tatsächlich lassen sie sich beobachten. Das subjektive Erleben eines bewußten Ich könnte als ein vages „Ich-Gefühl" gegen einen bestimmten Hintergrund beschrieben werden. Im ersten Trimester haben diese Erfahrungen Empfindungscharakter. Das wurde etwa so ausgedrückt wie, „Donnerwetter, dies ist das Zentrum meiner Existenz und meines Lebens". Ein grundlegendes Ich-Gefühl in Bezug auf einen Kernbereich von körperlichen Empfindungen und Sinneswahrnehmungen, manchmal auch von Erfahrungen des kollektiven Unbewußten und von Identifikationen mit Tieren und deren Erleben, ein ganzes Spektrum von körperbezogenem Erleben.

Im zweiten Trimester bezog sich das Erleben auf ein deutlicheres Ich-Gefühl im Sinne von „Ich bin". Da war sonst nichts, das Körpererleben war ganz zurückgetreten. So gab es ein vages Gefühl von Ich aus einem Hintergrund von reiner Wahrnehmung.

Im dritten Trimester entwickelte sich ein zunehmend abgegrenztes und differenziertes Gefühl von sich selbst. Dabei spielten Empfindungen aus dem Kopfbereich eine zentrale Rolle. Hier ist vielleicht interessant, daß im dritten Trimester das rascheste Hirnwachstum erfolgt. Dabei spielten traumatische Aspekte keine Rolle. Es ging nur um Empfindungen vom Kopfbereich her, ohne besondere Besetzung, manchmal von frei fließenden Gedanken oder Phantasien begleitet. Ich spreche jetzt nicht über die spirituellen Bezüge, sondern nur über die psychologische Ebene.

Wir bekommen allmählich ein Bild davon, daß die Entwicklung in den drei Trimestern regelhaft Stufen körperlicher, psychologischer (einschließlich höherer psychologischer Funktionen) und spiritueller Funktionsweisen und Stufen des Ich-Erlebens durchläuft. Im zweiten Trimester kann man Erlebenszustände haben, die transpersonal genannt werden, mystische Verfassungen, Erlebnisse eines höheren Selbstes, Erlebnisse buddhistischer Leere, Erlebnisse des höheren Selbstes im Sinne des Hinduismus, Gipfelerfahrungen ohne jeden Inhalt, wie Maslow sie beschrieben hat. Ich war von dem Ausmaß bewußten Erlebens, das Erwachsene in der pränatalen Regression haben, ziemlich beeindruckt und auch erstaunt darüber.

Man kann auf jeden Fall vermuten oder sogar annehmen, daß Neugeborene im Uterus ein Erleben von Bewußtsein haben. Gegenwärtig hat etwa eins von 50 Kindern bei einer einmaligen Regression in die vorgeburtliche Zeit ein Erleben von Bewußtheit. Möglicherweise könnte sich dieses Bild bei wiederholten Regressionen verändern. Ich möchte Ihnen einfach ein Beispiel geben, um Ihnen einen Eindruck davon zu vermitteln. Ich habe eine Anzahl verschiedener Fälle, aber nicht sehr viele, denn bei einer Gesamtzahl von 600 Kindern gibt ein Verhältnis von 1:50 keine große Gruppe. Es geht also jetzt um ein zweijähriges Mädchen. Sie befindet sich in einem abgedunkelten Raum zusammen mit Vater und Mutter, so um sie herum, daß sie den Mutterleib symbolisieren (in pränatalen Regressionen liegen Mutter und Vater um das Kind herum, und das ist deshalb genau passend, weil Mutter und Vater normalerweise mit dem Kind während der ganzen pränatalen Zeit zusammen sind. Dies erlaubt dem Kind auch, nonverbal der Mutter oder dem Vater Erleben oder Gefühle auszudrücken, die es an dem einen oder anderen vermitteln möchte. Wir benutzten eine besondere Atemtechnik, als sie in den Entspannungszustand hineinging. Ich sagte zu ihr einfach, „mach es so, daß es die richtige Größe hat". Sie begann dann mit Stoßen, Grunzen und Bewegungen mit ihren Beinen und Füßen gegen die um sie liegenden Eltern, und sie formte sich einen Mutterleibsraum, wie er für einen Fötus in der 23. Woche passend ist. Wir haben eine Karte zu den verschiedenen Verhältnissen zwischen der Größe des Embryos oder Fötus und der Größe des Uterus. Sie brachte sich also in die Größe eines 23 Wochen alten Fötus und stieß ihre Mutter direkt in den Magen, sie drückte mit ihrer Stimme vorsprachlich heftigen Ärger aus, aber wir wußten nicht, worum es sich inhaltlich handelte. Dann schlief sie ein und hatte die für Träume typischen schnellen Augenbewegungen; dann begann sie vertieft zu atmen, mit einem seligen Lächeln auf ihrem Gesicht, sie sah fast wie ein Engel aus. Über 10 Minuten lag sie da, mit dem engelgleichen Lächeln auf ihrem Gesicht. Dann öffnete sie die Augen und ihre Augen strahlten, so ähnlich wie die Augen der Mutter auf dem Fernsehschirm am Ende des Interviews aussahen, oder wie man es bei Leuten sehen kann, die gerade eine tiefe Erfahrung gemacht haben. Ihre Augen glänzten, glühten, sie sagte „hungrig" und krabbelte davon.

Die Mutter sagte: „Anni, was ist geschehen? Ich möchte gerne, daß du es mir erzählst, wenn du weißt, was geschehen ist." Sie zuckte zusammen, wir baten sie, eine Zeichnung zu machen, wenn sie es wollte. Sie zeichnete etwas, zeigte darauf und sagte: „Mama geht dort." Es stellte sich heraus, daß die Mutter tatsächlich in der 23. Woche den Vater verlassen hatte und zu ihrer Mutter gezogen war. Ohne das Haus ihrer Großmutter zu kennen – sie war niemals vorher dort gewesen – hatte sie ein Fenster im Dachgeschoß gemalt und – es war damals mitten im Winter – mehrere Kaminfeuer. So konnte man hierin eine seelische Erfahrung oder ein Hellsehen sehen.

Eineinhalb Jahre später ereignete sich Folgendes: sie ging mit ihrer Mutter die Straße herunter, hielt an einem Juwelierladen an und sagte: „Mami, das ist es, was ich sah, außer daß es noch helle Lichter herum hatte und Sachen erzählte." Ihre Mutter war ziemlich verwirrt und das Mädchen sagte: „Du weißt, Mami, es war damals, als ich zwischen dir und Vati lag, und da war da noch dieser Mann, und ich war ärgerlich auf dich." In der Hindu-Religion gibt es eine Karte von Bewußtseinszuständen, wo bestimmte Visionen die Tiefe der Versenkung und die Tiefe der Meditation anzeigen. Eines der Symbole für einen sehr tiefen Meditationszustand ist die „blaue Perle". Und wenn Meditierende die blaue Perle sehen, so ist das ein Anzeichen für eine sehr tiefe Meditation. Von Heiligen und Weisen wird gesagt, daß sie in ständigem Kontakt mit dem Widerschein dieser blauen Perle sind. Und so könnte es möglich sein, daß sie so etwas wie die blaue Perle gesehen hat. Man könnte auch versuchen, es in anderer Weise zu erklären. Doch liegt die Vermutung nahe, daß es sich um die Erfahrung eines höheren Bewußtseinszustandes gehandelt hat.

Ich will mit der Feststellung schließen, daß mich mein Gefühl jedenfalls für einige Fälle vermuten läßt, daß es so etwas wie ein bewußtes Erleben gibt, und wenn das so ist, dann meine ich, daß dies einen Paradigmenwechsel zumindest für eine gewisse Gruppe von Kindern bedeutet. Wenn es so etwas gibt, hat es zu dem Bezug, was Verny als über unsere üblichen neurologischen Vorstellungen hinausgehend beschrieb. Er sprach in seinem Buch darüber, daß wir erst noch erklären müssen, wie Erinnerung und Wissen vor der Geburt sich vollziehen. Ich bin weiter dabei, bei fünf oder sechs Fällen Beobachtungen zu sammeln, aber es ähnelt alles dem beschriebenen Fall. Kürzlich las ich im *Journal of Transpersonal Psychology* von 1984 einen Artikel von Thomas Armstrong über transpersonale Erfahrungen bei Kindern. Mir scheint, daß wenn kleine Kinder transpersonale Erfahrungen, Erfahrungen von höheren Bewußtseinszuständen haben können, dann könnte man dies auch bei Föten erwarten.

Psychotherapie mit Säuglingen und Kindern: Präventive Psychologie

Ich betrachte mich selbst als einen Fürsprecher für Säuglinge. Wir haben ein besonderes Dilemma in unserer Kultur. Das besteht darin, daß die Säuglinge sich in einem spannungsreichen Feld zwischen den liebevollen Gefühlen ihrer Eltern für ihre Neugeborenen auf der einen Seite befinden und auf der anderen Seite die rechtlichen Rahmenbedingungen der Geburtshelfer und Gynäkologen einen beträchtlichen Einfluß haben. Es drohen Prozesse, und die Häufigkeit der Prozesse gegen Geburtshelfer und ihre Mitarbeiter sind in den letzten Jahren sprunghaft gestiegen und steigen weiter.

Das hat die Auswirkung, daß die Geburtshelfer wegen der rechtlichen Konsequenzen nicht offen sind, wenn etwas bei einer Geburt schieflief oder besonders mühevoll war, auch wenn sie das sichere Gefühl hatten, daß es so war. Und die Eltern befinden sich aus der Liebe zu ihren Kindern natürlich in einer Schutzhaltung ihnen gegenüber und möchten nicht glauben, daß irgend etwas bei der Geburt ihrer Kinder schieflief oder schwierig war. So ist man, wenn man darüber spricht, daß man Psychotherapie mit Säuglingen und Kindern macht, in einer heiklen Situation. Dennoch hat die Zahl der Überweisungen an mich und andere pränatalpsychologische Therapeuten in den letzten drei oder vier Jahren erheblich zugenommen.

Ich hatte das Glück, in den frühen 1970ern in Europa zu sein. Frank Lake und R. D. Laing hatten gerade 20 Jahre Pionierforschung bei der Regressionsbegleitung von Erwachsenen zur Geburt und zu vorgeburtlichen Zeiten hinter sich. Sie fanden heraus, daß Regressionen einen dramatischen Einfluß auf psychische und psychosomatische Störungen haben.

Zur gleichen Zeit machte ich auch eigene Selbsterfahrungsarbeit. Dabei ging es zuerst um meine Geburt und den Tod meiner Zwillingsschwester kurz nach der Geburt. Ich erlebte eine tiefe Trauer über ihren Tod und verstand unmittelbar ein Beziehungsmuster gegenüber Frauen, das mich bis dahin mein Leben lang verfolgt hatte, und zwar wurden für mich Beziehun-

---

Nachschrift eines Vortrages auf dem 3. Internationalen Kongreß für Prä- und Perinatale Psychologie, San Francisco, CA, 1987.

gen immer zu einer Suche nach der verlorenen Schwester, und ich verwandelte romantische Beziehungen in „Schwestern-Beziehungen“. Nach dieser regressiven Selbsterfahrung veränderten sich meine Beziehungen mit Frauen zutiefst. Mein größtes Bedauern war, daß ich diese heilsame Erfahrung nicht früher als Kind oder Säugling gemacht hatte, und ich entwickelte einige Ideen, wie man so etwas einem Säugling oder ganz kleinen Kind vermitteln könnte. Zur selben Zeit hielt Frederik Leboyer in ganz Europa Vorträge und schrieb sein Buch „Geburt ohne Gewalt“. Irgendetwas in mir reagierte, wenn er darüber sprach, daß eine Geburt für die Kinder sehr traumatisch sein kann. Trotz alternativem Umgang mit der Geburt fragte ich mich, was getan werden könnte, wenn eine Geburt traumatisch war. Darum stand am Anfang meiner Arbeit mit Säuglingen die Geburt im Mittelpunkt.

Ich sprach mit einigen Geburtshelfern und einigen Therapeuten und meine erste Idee war, vielleicht können wir die Geburt simulieren. Ich ging so weit, eine Art Mutterleibsumgebung zu kreieren, mit einer dehnbaren Begrenzungsstruktur und innen Matratzen. Wir legten Säuglinge da hinein, dunkelten den Raum ab, spielten von der Kassette Herztöne und Mutterleibsgeräusche und simulierten Wehen. Dies funktionierte erstaunlich gut. Tatsächlich funktionierte es zu gut. Die Simulationserfahrung aktivierte das Geburtstrauma zu schnell und überwältigte die Kinder. Ihre Abreaktionen waren sehr tief, aber sie waren auch unverbunden. Es ist bei der Arbeit mit Kindern sehr wichtig, daß sich die Abreaktionen im Kontakt mit anderen ereignen. Wenn Abreaktionen unverbunden sind, können Kinder 30 oder 40 Minuten ohne jeden Augenkontakt weinen und können Mitgefühl und Einfühlung nicht annehmen, die für den Heilungsprozeß eine entscheidende Hilfe wären. Schließlich fand ich heraus, daß es sinnvoll ist, zu einer bestimmten Zeit nur mit einem Teil des Geburtsprozesses zu arbeiten.

Wir begannen mit etwas sehr Einfachem, wir begannen, eine die Geburt simulierende Massage zu verwenden, bei der die Säuglinge besonders entlang den Druckpunkten der Geburt sehr sanft massiert werden; man wartet, bis die Erregung ansteigt, nimmt sich dann zurück und gibt dem Kind die Möglichkeit, sich mit seinen Geburtsgefühlen zu befassen oder sich auch etwas anderem zuzuwenden, etwa gestillt zu werden oder zu spielen. In dieser Weise wird den Säuglingen die Wahl gelassen und der primäre Schmerz wird durchgearbeitet. Die simulierende Massage wird zu einer vermittelnden Beziehung, die etwa sagt: „Höre, ich möchte dir helfen, ich möchte bei dir sein, ich möchte dir dabei helfen, dich einigen Gefühlen zuzuwenden.“ Es ist letztlich genauso wie bei der Therapie mit Erwachsenen. Der Therapeut katapultiert dich nicht in deine schwierigsten Probleme, sondern stellte eine offene Situation her und gibt dir Zeit, dich dem zu öffnen, was in dir hochkommen will.

So ermöglichen wir den Säuglingen schrittweise, ihre Geburtstraumen zu erleben. Die Stellen am Körper des Säuglings, die während der Geburt den größten Druck aushalten mußten, sind die Stellen, die Katalysator für Geburtsgefühle und Geburtserinnerungen sein können. Geburtsgefühle und Geburtserinnerungen sind an den Stellen des Körpers gespeichert, die am meisten am Geburtsprozeß beteiligt waren.

In den letzten 14 oder 15 Jahren habe ich gefunden, daß dies auch in gleicher Weise für vorgeburtliche Traumen gilt. Wenn ein Kind zum Beispiel ein Implantationstrauma hat, dann zentrieren sich eine Vielzahl von Symptomen um die Stirn. Warum ist das so? Weil die Einnistung an der Stelle geschehen kann, wo sich später die Stirn ausbildet. Anders ausgedrückt, wir nisten uns im Uterus mit der Stirngegend ein oder dort, wo Zellen sich schließlich zur Stirn ausbilden. So gibt es bei traumatischer Einnistung energetische Aufladungen in der Stirngegend, wobei sich während der Regression Schwellungen oder Rötungen in der Stirngegend zeigen können und ebenso Hautsymptome. So wird der Körper zu einem Schlüssel und Zugang zu vorgeburtlichen und geburtlichen Traumen.

Das Wichtigste bei der Therapie mit jedem Klienten, aber ganz besonders mit Säuglingen, ist Einfühlung oder Empathie. Bei Wirtschaftslehrgängen darüber, wie man ein erfolgreiches Geschäft aufbaut, wird als Maxime gelehrt: Bei einem erfolgreichen Geschäft kommt es auf einen Standort an. Und wenn du erst einmal einen Standort hast, dann kannst du immer mehr Standorte haben. Dies ist eines der wichtigen Dinge. Bei der Arbeit mit Säuglingen ist es die Empathie, die am wichtigsten ist. Dabei geht es nicht um Sympathie. Empathie bedeutet, im Fluß der Gefühle mitgehen, achtsam sein und fähig sein, das Verstehen in Worten oder in Gesten auszudrücken oder durch Berührung, den Stimmklang, Streicheln und was auch immer; es ist sehr, sehr wichtig, empathisch zu sein.

Als Teil eines Forschungsprojektes machten wir mit mehreren Kindern lediglich technisch richtige Massagen. Der Massagetherapeut war da, ich war da, und zwar nur als distanzierter Beobachter. Wir fanden, daß dieses Vorgehen retraumatisierend war und das Dilemma der Situation verstärkte. Deshalb kam ich dazu, jeden nur möglichen zu den Therapiesitzungen einzuladen – Großeltern, Tanten, Onkel, Geschwister und Freunde, jeder der kommen konnte, konnte dasein, weil ich manchmal nicht die empathischste Person bin, sehr oft sind es die Mutter und der Vater, zeitlich am längsten sind es Mutter und Vater. Manchmal sind es die Geschwister oder der Doktor oder die Schwester oder der Massagetherapeut.

Als nächstes möchte ich Videos über die Behandlung des Nabelschnurtraumas und des Kaiserschnitttraumas diskutieren. Diese Videos kann man über die Emerson Training Seminars beziehen: „The Treatment of Birthtrauma during Infancy: Cord Trauma" und „Cesarean Trauma" (Teil I und II). Es folgen einige Ausführungen zu den Videos, die über die dort gemachten hinausgehen.

Viele Leute denken, daß eine vaginale Geburt mit Trauma verbunden ist und daß eine Kaiserschnittgeburt leichter ist. Aber es gibt bei der Kaiserschnittgeburt ebenso viele Komplikationen wie bei der vaginalen Geburt. Wenn man genau beobachtet, sieht man, daß viele Kaiserschnittbabys in Bezug auf Berührung abwehrend sind, besonders hinter dem Nacken und Kopf, wo man sie zuerst gegriffen hat. Oft antworten sie auf Umarmung nicht so intensiv wie vaginal geborene Kinder. Meiner Meinung nach bereitet die vaginale Geburt den Körper auf tiefen Kontakt vor, weil die vaginale Geburt einen tiefen Kontakt darstellt. Viele mit Kaiserschnitt geborene Babys reagieren auf eine Simulation mit Geburtsmassage überhaupt nicht. Sie brauchen diese Massage geradezu, erleben sie als angenehm und verlangen nach mehr. Es stimmt, daß es kein Trauma am Kopf gibt, aber es gibt andere Arten von Traumen.

Kaiserschnittgeborene Babys haben gemeinsame Charakteristika. Zum Beispiel strecken sie oft Arme und Beine aus, wenn man sie aufnimmt, und bleiben ganz steif, weil ihr erster Kontakt mit der Welt darin besteht, daß eine kalte Hand mit einem Plastikhandschuh nach ihnen hinlangt und greift und sie dann am Nacken hochzieht, und da es glitschig ist, wird fest zugegriffen. Das war für sie ihr erstes menschliches Kontakterlebnis.

Wenn eine Abreaktion kurz dauert, zeigt das, daß die empathische Verbindung ausreichend war. Es heißt auch, daß die Kinder Wahlmöglichkeiten hatten und sich deshalb nicht überwältigt fühlten. Dies ermöglichen wir dadurch, daß das Kind gestillt werden kann oder die Flasche bekommen kann, so daß es weiß, es wird genährt und aufgenommen. Wir haben beobachtet, daß die Kinder selbst bestimmen, wann sie in eine Abreaktion hineingehen wollen. Nach der dritten oder vierten Sitzung gehen sie spontan in die Regression, wenn sie im Zimmer sind.

In den Jahren meiner Arbeit mit Säuglingen habe ich bei ihnen eine Art „allwissenden" Bewußtseins beobachtet. Ich sah, daß Säuglinge anscheinend ein Wissen darüber haben, welches Ereignis im Hier und Jetzt gerade wichtig ist. Fragen Sie einmal, was passiert, wenn sich die Eltern nachts heimlich davonschleichen, weil das Kind fest schläft, um sich zu lieben? Auch gibt es so etwas wie eine nächtliche Synchronizität: wenn man einen schlechten Traum hat, passiert es immer wieder, daß der Säugling gerade dann aufwacht, wenn der Alptraum den Höhepunkt erreicht, oder umgekehrt wachen die Eltern auf, wenn das Kind einen schlechten Traum hat. Viele Eltern berichten solche Vorkommnisse.

Anscheinend haben Säuglinge so eine Art „Allwissen" für das, was gerade passiert oder auch für vergangene Ereignisse. Wenn man mit einem Säugling über seine Geburt spricht und die Eltern mit ihren Gefühlen auch ganz bei diesem Ereignis sind, wenn sie darüber sprechen, gehen Kinder oft spontan in eine kathartische Reaktion. Deshalb dachte ich, diese „Allwissenheit" des Säuglings könnte ein wichtiger Schlüssel bei der Arbeit mit ihnen sein, um das Geburtstrauma zu heilen. Wenn Säuglinge so „allwissend" sind, wie sie es zu sein scheinen, gibt es dann irgendeinen Grund, dasselbe nicht auch vom Föten oder vom Embryo anzunehmen? 1976 begann ich mit einem Paar und ihrer acht Wochen alten Tochter zu arbeiten. Sie waren daran interessiert zu klären, ob die Ambivalenz, die sie in Bezug auf die Schwangerschaft hatten, ihr Kind beeinflußt haben könnte. Der Vater war nach der Konzeption sehr verärgert, weil er fürchtete, dies würde seine Karriere unterbrechen. Die Mutter war verärgert, weil er verärgert war. Es war eine ungeplante Schwangerschaft.

So dachte ich, ich werde versuchen, eine Mutterleibssituation zu simulieren. Ich ließ die Eltern hereinkommen und sich auf den Boden legen. Ich sagte ihnen, sie sollten mit ihren Körpern einen Mutterleib nachbilden. Ich dachte, sie würden einen Mutterleib von etwa 1,20 m bis 1,50 m im Umfang machen. Aber sie nahmen die Couch als eine Seite des Mutterleibes und die Mutter lag 2 m nach links und der Vater noch etwas weiter nach rechts als andere Seite. Sie setzten ihr kleines Baby in die Mitte in einen kleinen Sessel, und sie saß da und machte glucksende Geräusche. Wir verdunkelten den Raum. Man hörte nur die glucksenden Geräusche und das Geklapper einer Kinderrassel und alles war gut.

Dann begann der Vater über seine Ressentiments zu sprechen, daß ein Kind unterwegs war. Das Baby wurde unruhig, die Mutter gestand, daß sie daran gedacht hatte, ihre kleine Tochter abzutreiben. In diesem Moment schrie das Kind auf. Es war so eine Art Aufschrei, der einen aufspringen läßt. Sie schrie und ging über 40 Minuten in eine Abreaktion. Am Ende der Sitzung öffnete sie ihre Augen und es kam zu einer gewissen empathischen Verbindung.

Das kleine Mädchen wog mit 8 Wochen nur 4 Pfund, hatte Eß- und Schlafstörungen und eine gelegentlich auftretende Dermatitis. Nach dieser einen Sitzung verschwand die Dermatitis vollständig, sie begann zu essen und schlief gut und ihr Gewicht wurde innerhalb von 4 Wochen fast normal. Ich war geschockt! Was geschehen war, war, wie ich denke, daß das ganze Erleben des Unerwünschtseins ein selbstdestruktives Verhalten von Nahrungsverweigerung in Gang gesetzt hatte, um mit den Ambivalenzgefühlen der Eltern zurecht zu kommen.

Dies war meine erste Begegnung mit dem pränatalen Trauma. Seit damals habe ich herausgefunden, daß Kinder verschiedene Traumen erleben können, und ich will sie auflisten:

Implantation: Wenn die Blastmozyste sich nicht innerhalb einer Woche, plus oder minus 6 Stunden, in die Oberflächenzellen des Uterus einnistet, dann ist die Schwangerschaft nicht lebensfähig. Es geht um ein sehr spezifisches Timing. Wenn die Einnistung vorzeitig ist oder verzögert geschieht, dann kann dem eine Nahtodeserfahrung entsprechen.

Abtreibung: Ein Abtreibungsversuch oder Abtreibungsgedanken können sehr traumatisch sein.

Familienkrise: Eine Familienkrise während der Schwangerschaft – eine Krise der sexuellen Beziehung, Trennung, Scheidung oder Todesfälle.

Gesundheitliche Notsituation: Erkrankungen, Operationen oder Unfälle in der vorgeburtlichen Zeit oder den ersten vier Lebensjahren können sehr traumatisch sein.

Drogensucht der Mutter und Vergiftungen, sexueller oder körperlicher Mißbrauch der Mutter: Ich habe Fälle gehabt, wo die Mutter während der Schwangerschaft sexuell und körperlich mißbraucht worden war, und ich habe mit den Kindern von einer Woche nach der Geburt bis zu fünf Jahren nach der Geburt gearbeitet, und sie haben jedes Symptom und Charakteristikum einer Person gehabt, die sexuell oder körperlich mißbraucht worden war. Wenn eine Mutter körperlich oder sexuell mißbraucht wurde, so gilt das auch für den Fötus oder den Embryo.

Geburt: Die Geburt ist ein sehr spezifisches Trauma. Ich habe in den letzten 14 Jahren 200 Säuglinge diagnostisch beurteilt, von denen viele nicht in Therapie kamen, aber von den 200 Säuglingen zeigten 92% sehr, sehr deutliche Zeichen von Traumatisierung. Bei einigen hatte dies nur ein geringes Ausmaß. Es gibt keinen Zweifel, daß die Geburt eine sehr traumatische Erfahrung ist. Für viele von diesen Säuglingen würden eine oder zwei Sitzungen ausreichend sein, um ihr Geburtstrauma aufzulösen.

Störungen der Bindungsfähigkeit

Dies waren also die größeren Traumen, die sich bei unserer Arbeit mit Säuglingen herausstellten. Die nächste Beobachtung war für mich wirklich erschütternd, und ich brauchte eine gewisse Zeit, um sie zu verarbeiten. Wenn man mit einem Säugling eine Gebärmuttersimulation macht, dann bilden die Eltern einen Mutterleib. Darin wird das Kind in seine vorgeburtliche Situation begleitet. Was ich sehr deutlich beobachten konnte, war, daß ältere Kinder einen Mutterleib von der ungefähren Größe zur Zeit des Traumas formten. Das ist so verläßlich, daß man es diagnostisch verwenden kann. Dieses Dia zeigt die ungefähre Größe des Uterus im 1. Trimester. Der erste Kreis steht für die Größe des Uterus und der Punkt in der Mitte zeigt die durchschnittliche Größe des Embryos in den ersten drei Monaten. Der zweite Kreis gilt für das 2. Trimester und der Punkt zeigt die ungefähre Größe eines Fötus im zweiten Trimester. Schließlich der dritte Kreis und der Punkt für das 3. Trimester. Man kann sehen, daß je größer der Uterus im Vergleich zum Kind ist, desto früher ist wahrscheinlich das Trauma geschehen.

Ich möchte Ihnen von einem Fall berichten, wo mir diese Beziehungen klar wurden. Es handelt sich um ein kleines Mädchen mit dem Namen K, die zwei Jahre und zwei Monate alt war. K wurde gebracht, weil ihre Mutter sich um ihre emotionale Gesundheit Sorgen machte. Ihre Eltern lebten getrennt, K bei ihrer Mutter, der Vater lebte in der Nähe, und sie verbrachten gleichviel Zeit mit ihr. Die Mutter berichtete, daß K ihr gegenüber sehr feindlich war. Zeitweise führte dies zu extremem Beißen auf die Brustwarze während des Stillens, zu Schlagen, Treten und An-den-Haaren-Ziehen. Das geschah ausnahmslos in Bezug auf die Mutter. Deshalb dachte die Mutter, „das muß mir gelten". Weiter zeigte K beim Verlassen des Vaters nur selten Trennungsangst, und wenn sie die Mutter verließ zeigte sie gar keine. Die Gefühle der Mutter waren etwa: „Dies Baby liebt mich nicht. Was geht hier nur vor?" Ein Psychologe machte eine Untersuchung und fand nichts Auffälliges, das die Feindseligkeiten von K hätte erklären können. Deshalb nahmen wir an, daß es sich um ein pränatales Trauma handelte.

K gestaltete ihren Uterus selbst und machte einen Uterus, der für einen Fötus von 4 bis 6 Monaten geeignet war. Ich sagte nichts dazu und beobachtete nur. Wir deckten sie mit einer Decke zu und ließen eine Kassette mit einem Herzschlaggeräusch laufen. Die Eltern sprachen nicht. Wir wollten sehen, was geschah, wenn wir schweigend blieben. Nach 10 Minuten begann K sich im Uhrzeigersinn zu drehen und begann zu schreien. Ihre Mutter sagte: „Oh, mein Gott, das versuchte sie auch früher schon!" Ich fragte, wann? Sie sagte: „Ich weiß es nicht, aber es ist zu viel für mich, ich kann es nicht aushalten, ich versuche sie immer abzulenken oder tue etwas anderes." K fuhr mit dem intensiven Schreien und Weinen fort, drehte sich im Kreise und dreimal trat sie ihrer Mutter in den Magen. Da es stockdunkel war, konnte sie ihre Mutter nicht sehen, aber sie trat sie und nicht den Vater.

Als K ihre Regression beendete, wußte ich nicht recht, was ich daraus machen sollte. So sagte ich: „K, könntest du ein Bild von dem zeichnen, was gerade geschehen ist?" Sie zeichnete ein Haus. Ich sagte: „Erzähl mir etwas mehr darüber." Sie sagte: „Nun, das ist der Boden, das ist die Tür und dies an der Seite hier ist ein Schornstein." Die Mutter sagte: „Oh, mein Gott." Ich sagte: „K, könntest du mir eine Geschichte dazu erzählen?" Sie sagte: „Mama geht da." Weil diese Behandlung auch der wissenschaftlichen Untersuchung diente, wollte ich sehr sorgfältig sein und wollte alle Einflüsse und Verzerrungen des regressiven Erlebens von K vermeiden. So entschuldigten wir uns, und ich interviewte die Mutter und den Vater getrennt.

Meine innere Interpretation war, daß irgend etwas im 6. Monat geschehen war, wahrscheinlich ein Fortgehen, die Trennung der Mutter vom Vater, worüber K sehr ärgerlich war. So fragte ich die Mutter: „Was geschah im 6. Monat?" Sie schaute verwirrt und sagte: „Da ist wirklich etwas passiert. Mein Mann und ich trennten uns im 6. Monat der Schwangerschaft, und ich ging zu meiner Mutter. Glauben Sie, K könnte sich an dieses Haus erinnern?" Ich sagte: „Ich weiß es nicht." Sie sagte: „Nun, es ist komisch, müssen Sie wissen, weil ich während meines Aufenthaltes bei meiner Mutter aus dem Haus zu gehen pflegte und lange zum Schornstein aufsah, weil es Winter war, und ich Sehnsucht nach der Beziehung mit meinem Mann hatte, aber auch froh war, daß ich ihn verlassen hatte. Es ist seltsam, aber K war immer ganz fasziniert von Schornsteinen. Das war eines ihrer ersten 20 Worte." Dies ist kein typisches erstes Wort für ein Kind. (Er zeigt ein Dia). Dies sind thematisch verwandte Zeichnungen von Freuden von K. Das erste ist ein Haus und dies ist eine andere Zeichnung von einem Haus. Diese zwei Zeichnungen sind sehr typisch für Haus-Zeichnungen von Zweijährigen. Man bekommt entweder uterine Formen oder Versuche davon, weil sie es nicht richtig gut machen können. Ich möchte jedoch darauf hinweisen, daß von der neurologischen Reife her zweijährige Kinder in der Lage sind, ein Haus zu zeichnen. Sie können darin herumgehen, rechte Winkel zeichnen usw. Der Punkt ist, daß Haus und Uterus assoziiert sind.

Deshalb sagte ich zu den Eltern: „Lassen Sie uns nichts mehr über die Sache mit dem Haus sagen und warten wir, bis wir noch mehr Zeichnungen von K haben." Ich bat die Mutter um noch mehr Angaben zu ihrem Aufenthalt bei ihrer Mutter. Sie sagte: „Nun, ich lebte dort bis zur Geburt und zog dann wieder aus. Meine Mutter zog kurze Zeit später auch aus. Sie lebte dort nur zeitweise, und es gibt keine Bilder von diesem Haus und K hat niemals wirklich dieses Haus gesehen." Wenn sie wirklich etwas über das Haus wußte, dann mußte dies aus der vorgeburtlichen Zeit stammen, oder sie ist telepathisch und hellsichtig und hat die Bilder der Mutter von dem Haus in sich aufgenommen.

- Dieses Dia zeigt die Zeichnung von K vom Haus der Großmutter, als sie 2 Jahre und 8 Monate alt war. Sehen Sie, da gibt es einen Schornstein rechts und vorne eine Tür. Beachten Sie auch die uterinen Formen der Zeichnung.
- Das nächste Dia zeigt Großmutters Haus, gezeichnet im Alter von 3 Jahren und 4 Monaten.
- Das nächste Dia zeigt eine wirklichkeitsgetreue Zeichnung der Mutter. Beachten Sie die Ähnlichkeit zwischen der Zeichnung der Mutter und der der Tochter.

„Können Sie K in ein Spielhaus setzen und uns über Großmutters Haus erzählen lassen?" Sie zeigte uns, wo die Treppen waren, bezeichnete die u-förmige Form der Treppen, sie zeigte uns den Schlafraum von Großmutter, das Badezimmer und das Schlafzimmer der Mutter.

Meine eigene Interpretation hiervon ist, daß es sich um eine „Allwissenheit" aus der vorgeburtlichen Zeit handelt. Allgemein gesprochen hat eine seelische Verbindung mit früheren Ereignissen keine dynamische Bedeutung für die Persönlichkeit. In Ks Fall betrafen aber ihr Kontakt und ihr Erleben des großmütterlichen Hauses sehr beträchtlich ihre innere Persönlichkeit und ihre Gefühle. Nach Abschluß der Therapiesitzungen ereignete sich einiges. Die Feindlichkeiten gegenüber der Mutter hörten auf, und es kam zu einer zunehmenden Anhänglichkeit an die Mutter; ihre Aggressionen hörten allmählich auf, es kam weder in Bezug auf die Mutter noch auf den Vater zu Trennungsängsten; sie begann mehr, dem Vater von der Mutter zu erzählen und der Mutter vom Vater. Ihre allgemeine Anpassung besserte sich in den nächsten zwei oder drei Monaten radikal. Es hatte den Anschein, daß das, was auch immer in der Therapie geschehen war, dabei half, eine bedeutsame Veränderung zustande zu bringen.

Oft fragen Leute an dieser Stelle: „Wie viele Kinder haben Sie in Therapie gehabt?“ In den letzten 13 Jahren waren es 600 Kinder. Alle von ihnen wurden diagnostisch beurteilt und 75 wurden sehr ausführlich untersucht und nachuntersucht. Die Leute fragen oft: „Nun, was veranlaßt Eltern dazu, ein Kind zur Therapie zu bringen?“ Die meisten bringen ihre Säuglinge oder Kinder, weil sie die positiven Wirkungen von abgeschlossenen Behandlungen bei anderen Säuglingen oder Kindern gesehen haben. 78% der Kinder, mit denen ich gearbeitet habe, kamen auf diesem Weg zu mir. Eltern haben davon gehört, was mit anderen Säuglingen geschah und nahmen Kontakt zu mir auf. Doch 22% der Überweisungen betrifft Säuglinge, die sehr deutlich in gewissem Ausmaß traumatisiert waren und eindeutige Symptome hatten. Sie sind entweder hyperaktiv, haben Schlafstörungen, Erbrechen, ausgedehntes Schreien, sind berührungsempfindlich, haben schweren Durchfall oder Alpträume.

Die Behandlungsergebnisse mit Kindern sind vor kurzem in Aesthema, der Zeitschrift der International Primal Association, veröffentlicht worden. So will ich die Ergebnisse hier nur kurz referieren. Zunächst waren die Ergebnisse bei Säuglingen und Kindern beträchtlicher und umfassender, als ich es je bei Erwachsenen gesehen habe. Psychosomatische Symptome und psychische Störungsmuster, die man nach traumatischen Geburten erwarten würde, entwickeln sich nicht.

Ganz allgemein verfügen Säuglinge und Kinder nach dem therapeutischen Prozeß für frühe Traumen über mehr Verhaltensmöglichkeiten. Sie essen besser, sie schlafen besser, ihre Stimmung wird ausgeglichener. Ich habe jedes Jahr alle die Kinder, die eine Therapie abgeschlossen hatten, nachuntersucht, und ganz allgemein werden die Kinder nach der Therapie in folgender Weise beschrieben: im Kontakt mit ihren Gefühlen, in der Lage, ihre Gefühle rasch und tief wahrzunehmen und sie rasch durchzuerleben. Sie werden beschrieben als weniger aggressiv, mehr zentriert, haben tiefen Augenkontakt, sind vertrauensvoll und in der Lage zu unterscheiden, wem sie ihr Vertrauen schenken möchten; sie werden als gefühlsmäßig tief oder emotional flexibel beschrieben und als sehr kreativ.

Diese Eigenschaften können nicht vollständig der Therapie zugeordnet werden, weil Selektionsfaktoren in größerem oder geringerem Ausmaß beteiligt sind. Auch sind Eltern, die bereit sind, ihre Kinder zu einer Therapie zu bringen, wahrscheinlich mehr engagiert, gute Eltern zu sein, als andere. So haben sicher einige der oben angegebenen Charakteristika Bezug zu Qualitäten der Eltern. Doch haben wir eine kleine Kontrollgruppe von Säuglingen, deren Eltern mit der Therapie beginnen wollten, aber dies aus verschiedenen Gründen nicht realisieren konnten. Wir haben die Säuglinge, die eine Behandlung hatten, mit dieser Kontrollgruppe verglichen und sind zu einigen vorläufigen Schlüssen gekommen. Die Säuglinge in der Kontrollgruppe haben nicht die Eigenschaften, die oben aufgeführt waren, entwickelt, doch ist die Untersuchung noch nicht abgeschlossen.

Eine andere Frage, die mir oft gestellt wird, ist: „Ich kann akzeptieren, daß Föten ‚allwissend' sind, aber wie können sie sich erinnern? Zum Beispiel betreffen Abtreibungsversuche in der Regel vier oder zehn Wochen alte Embryonen. Wie kann ein Embryo sich daran erinnern?" Die Antwort, die das größte wissenschaftliche und allgemeine Interesse und die größte Übereinstimmung zu diesem Punkt hat, ist das zelluläre Gedächtnis. Graham Farrand spricht wundervoll zu diesem Thema, so daß ich auf ihn verweisen möchte.

Frage aus dem Publikum: „Was machen Sie bei einem adoptierten Kind, wo Sie keine Eltern haben, um Informationen zur vorgeburtlichen Zeit oder zur Geburt zu bekommen?" Meine Antwort: „Im Allgemeinen werden die Säuglinge und Kinder wirklich Auskunft geben, wenn man nur tief genug und sorgfältig genug zuhört und ihre Zeichnungen auswertet. Sie wollen einem die ganze Geschichte erzählen. Es ist nicht so sehr ein Problem."

Behandlungstechniken und Forschungsergebnisse: Prä- und perinatale Traumata bei Kindern

In den 1930er Jahren begannen mehrere europäische Ärzte mit der Erforschung prä- und perinataler Erfahrungen und ihres Einflusses auf die menschliche Existenz. Die Beobachtung verschiedenster dysfunktionaler und psychopathologischer Symptome führte zu neuen therapeutischen Strategien sowie zu Primär- bzw. Regressionstechniken (Rank 1924; Fodor 1949; Peerbolte 1975; Laing 1978; Swartley 1977, 1978; Lake 1978a, 1978b, 1979). Arthur Janov (1976) und die International Primal Association verbreiteten unabhängig voneinander im In- und Ausland Publikationen über primärtherapeutisch orientierte Behandlungsformen. Spätere Forschungsergebnisse vertieften das Wissen über prä- und perinatale Traumata, aber auch über geeignete therapeutische Maßnahmen (Grof 1983, 1987; Marcher & Jarlnaes 1987; Farrant 1987; Videgard 1988; Khamsi 1987, 1988). Forschungstätigkeit auf diesem Gebiet wurde in besonderem Maße von der Pre- and Perinatal Psychology Association (PPPANA), deren Gründer und Organisator Thomas Verny ist, unterstützt. Außerdem übernahm sie die Aufgabe, relevantes Informationsmaterial der Fachwelt und einer interessierten Öffentlickeit zur Verfügung zu stellen.

Inzwischen liegen Untersuchungsergebnisse über Heilungschancen bei Erwachsenen vor, deren dysfunktionale bis hin zu psychopathologischen Symptomen aufgrund prä- und perinataler Traumatisierung auf eine Behandlung ansprachen (z. B. s. Grof 1983; Lake 1978a, 1978b; Farrant 1987). Mit Ausnahme der Forschungsarbeiten von Mott (1952) existieren jedoch für Kinder keine entsprechenden Unterlagen. Wie bereits an anderer Stelle erwähnt (Emerson 1987a, 1987b), kann aber durch eine frühe Heilung von prä- und perinatalen Traumata eine endgültige Entwicklung zu Dysfunktionalität und psychopathologischen Symptomen im Erwachsenenalter verhindert werden. Zudem ermöglicht eine frühzeitige Therapie mit weniger Aufwand einen größeren Erfolg in einem kürzeren Behandlungszeitraum (Emerson 1987b). So wie es ein ehemaliger Patient ausdrückte: „Es macht

---

Transkript eines Vortrages auf dem 4. Internationalen Kongreß für Prä- und Perinatale Psychologie, Amhurst, MA, 1989.

mich glücklich und traurig meine perinatalen Traumata gelöst zu haben, ... glücklich, weil ich jetzt glücklich bin, und traurig, weil ich all die Jahre depressiv war. Jetzt ist mein Leben völlig anders. Ich wünschte, ich hätte früher therapeutisch behandelt werden können.“ Kommentare wie diese und auch die lange Zeit, die ich selbst brauchte, um meine prä- und perinatalen Traumata zu lösen, motivierten mich, über frühzeitige vorbeugende Maßnahmen und Behandlungsmethoden für das Kindesalter nachzudenken. In diesem Vortrag sollen die von mir erforschten und entwickelten Behandlungsmethoden für Kinder mit Geburtstrauma beschrieben werden (s.a. Emerson 1984a, 1984b, 1987a, 1987b, 1989).

Seit dem Beginn meiner Forschungsarbeit mit Säuglingen und Kindern im Jahre 1974 habe ich über 600 Säuglinge und Kinder in sog. Geburtsgruppen und über 100 in Einzeltherapie behandelt. Ich habe bei über 100 Säuglingen und Kindern intensive Folgeuntersuchungen durchgeführt, bei 92 von ihnen zweimal pro Jahr, bei 20 Kindern über einen Zeitraum von 13 Jahren. Während des heutigen Vortrages werde ich Videos von Behandlungssitzungen mit Säuglingen und Kindern zeigen. Damit möchte ich Ihnen einige Behandlungsmöglichkeiten und die therapeutischen Ergebnisse in zusammengefaßter Form vorstellen. Außerdem werde ich Ihnen die Forschungskriterien, nach denen der Therapieverlauf bewertet wird, näher erläutern.

Eine Ergebnisübersicht

Im Allgemeinen sind die Behandlungstechniken nachgewiesenermaßen wirksam und effizient. Die Behandlung von Säuglingen und Kindern konnte durchschnittlich in 12 einstündigen Sitzungen abgeschlossen werden. Physische, psychologische und andere bestehende Symptome veränderten sich unter der Behandlung. Darüber hinaus eröffneten sich im Rahmen der Entlastung von den traumatischen Erfahrungen unvorhergesehene Vorteile. Verschiedene Techniken wurden im Behandlungsverlauf angewandt. Trotzdem waren die grundlegenden und heilenden Aspekte der Behandlung eher in der Beziehung zum Kind als in der benutzten Behandlungstechnik zu finden. Die Heilung hing davon ab, inwieweit die Säuglinge und Kinder ihr Trauma erinnern, äußern und sich davon befreien konnten und inwieweit ihnen während des Behandlungsverlaufs Verständnis, Einfühlungsvermögen und Mitgefühl entgegengebracht werden konnte. Normalerweise korrelierte der Heilungsprozeß mit der Tiefe der emotionalen Katharsis und dem Ausmaß an innerer Anteilnahme (der grundlegende Beziehungsaspekt im Heilungsprozeß).

Behandlungstechniken erwiesen sich als notwendige, aber keineswegs ausreichende Voraussetzungen für einen Heilungserfolg. Sie waren insofern notwendig, als sie therapeutische Zusammenhänge aufdeckten, indem sie den Säuglingen und Kindern eine Verbindung zu ihren prä- und perinatalen Erfahrungen ermöglichten. Ohne Anwendung von Techniken hätten sich ungelöste traumatische Erinnerungen nicht offenbart. Es zeigte sich, daß die Techniken mühelos von Fachpersonal erlernt werden konnten, und somit wurden wie in die Behandlungsmethoden von Ärzten, Hebammen, Geburtsvorbereitern, Säuglingskrankenschwestern, Kindergärtnern, Cranio-Sacral-Therapeuten, Chiropraktikern, Psychiatern, Psychologen, Psychotherapeuten, Hypnotherapeuten und Masseuren aufgenommen. Zudem haben viele Eltern und Laien elementare und sichere Techniken erlernt, um im Heilungsvorgang assistieren und diese Techniken in ihre Familien und Lebensgemeinschaften bringen zu können. Wenn nötig, wurden Fertigkeiten zu größerer Einfühlsamkeit bei denjenigen intensiviert, die selbst eine Behandlung durchführen wollten. Adäquates Mitempfinden ist eine der grundlegenden Qualifikationen der Menschen, die in den Behandlungsprozeß helfend eingreifen oder darin eigenständig tätig sein wollen.

Die oben beschriebenen Techniken beziehen sich im Wesentlichen auf die Behandlung von Geburtstraumata. Es stehen jedoch spezialisiertere Methoden zur Verfügung, um eine Vielzahl von prä- und perinatalen Traumata behandeln zu können. Einige der häufigeren Ursachen für dies sind z. B.: körperliche und psychische Krisen zum Zeitpunkt der Empfängnis oder der Eieinnistung, Abtreibungsversuche, Drogenmißbrauch während der Schwangerschaft; innerfamiläre Krisen während der Schwangerschaft wie z. B. Trennung, Scheidungen, finanzielle Krisen, Gewalt, Krankheit und/oder Tod eines Familienmitgliedes; physische und/oder sexuelle Mißhandlung der schwangeren Mutter (und damit auch des ungeborenen Kindes); Störungen in der Bondingphase und damit Störungen in der Fähigkeit einander lieb zu gewinnen; Trennungstraumata, eine verlängerte Trennungsphase direkt nach der Geburt, Frühgeburt und Adoption mit eingeschlossen; schlechter Ernährungszustand oder auch Vergiftungserscheinungen bei der Mutter; und eine Vielzahl an Unfällen, Krankheiten, Verletzungen und Operationen (Beschneidung mit einbegriffen).

Die Behandlungsvoraussetzung intendiert im Normalfalle therapeutische Maßnahmen bei Säuglingen und Kindern aus psychologisch gesunden

Familien. Säuglinge und Kinder aus Familien mit deutlich psychopathologischen Strukturen benötigen einen sehr viel breiter gefächerten Ansatz, der die Behandlung von Geburtstraumata miteinbezieht, sich jedoch nicht darauf beschränken darf.

1974 begann ich mit der Therapie von Traumata aus der Säuglingszeit. Ein von der Geburt schwer traumatisierter weiblicher Säugling wurde mit der Zustimmung ihres Arztes zu mir gebracht. Ihre ursprüngliche medizinische Diagnose lautete schwere Atemnot. Nachdem sich ihre Symptome verstärkt hatten, wurde die Diagnose zu „Säuglingsasthma“ modifiziert, obwohl keine medizinischen Ursachen für ihre Symptome gefunden wurden. Zu ihren Atemproblemen addierten sich Schwierigkeiten, irgendeine Form von Flüssigkeit zu sich zu nehmen, und somit entwickelte sich eine Spirale aus Schlaflosigkeit und Gewichtsverlust. Die pränatale Versorgung war ausgezeichnet gewesen und ihre pränatale Entwicklung lag über dem Durchschnitt, ihre Geburt war jedoch sehr schwierig gewesen.

Die Auswertungen eines Entwicklungspsychologen zeigten, daß die Bondingphase sehr gut verlaufen war. Er fügte hinzu, daß die psychologische Gesundheit der Eltern außergewöhnlich und die Beziehung zu ihrer kleinen Tochter sehr gut war. Weil keine offenkundigen Ursachen für ihre Symptome gefunden werden konnten (weder medizinisch noch psychologisch), sie aber eine schwere Geburt gehabt hatte, wurde davon ausgegangen, daß ihre Geburt für ihre Symptome ausschlaggebend war. Auf dieser Basis wurde die Behandlung durchgeführt.

Während der folgenden zwei Jahre nach ihrer Überweisung an mich hatte ich zur Behandlung von Säuglingen mit Geburtstraumata eine körpertherapeutische Methode entwickelt, die ich „geburtssimulierende Massage“ nannte. Geburtssimulierende Massage bezeichnet sanftes Streichen des Körpers und Haltemuster, die den Druck des Uterus und des Pelvis während der Geburt simulieren. Das sanfte Streichen und die Haltemuster werden an solchen Körperstellen vollzogen, die im Verlaufe der Geburt am stärksten traumatisiert wurden, oder an Körperstellen, die Geburtserinnerungen „festhalten“. Säuglinge ohne Geburtstrauma erleben die geburtssimulierende Massage neutral und/oder als angenehm, wohingegen bei Säuglingen mit Geburtstrauma durch die Anwendung dieser Methode Geburtsgefühle und -erinnerungen aktiviert werden. Diese Massagetechnik ist ein zentrales Mittel, traumatische Geburtserlebnisse zu heilen. Ich benutzte die geburtssimuliernde Massage in der Behandlung des o.g. „asthmatischen“ Säuglings. Ihre Symptome veränderten sich drastisch und nach der 3. Sitzung waren sie verschwunden. Eine periodisch durchgeführte

Nachuntersuchung über 15 Jahre zeigte keine weiteren bronchialen oder asthmatischen Anfälle und nur sehr geringe, sogar unterdurchschnittliche Anfälligkeit für Bronchial- bzw. Lungen- oder HNO-Krankheiten (bei asthmatischen Kindern wird von einer hohen Anfälligkeit für genannte Krankheiten ausgegangen).

Nun will ich den Behandlungsverlauf zweier Säuglingsmädchen beschreiben, bei der die neueste Entwicklung der geburtssimulierenden Massagetechnik angewendet wurde. Ich muß wiederholen, daß Techniken zwar essentiell sind, aber das Kernstück des erfolgreichen Behandlungsverlaufes die Beziehungsebene ist, und die hängt völlig von dem anteilnehmenden Kontakt zwischen dem „Therapeuten“ und seinem kindlichen Patienten ab. Der erste Therapeut bin ich entweder selbst, ein Elternteil oder eine andere Fachkraft aus dem Gesundheitsbereich. Manchmal wechselt der erste Therapeut innerhalb und/oder zwischen den Sitzungsperioden. In einer Sitzung ist vielleicht die Mutter die Therapeutin und in anderen Sitzungen der Psychotherapeut, die Hebamme oder das Pflegepersonal. In den drei Fällen, die im weiteren beschrieben werden, waren die Mütter in allen Sitzungen anwesend, ebenso einer der Väter, und zwei Väter sporadisch. Behandlungssitzungen werden nie ohne die Anwesenheit „bedeutender Personen“, z. B. Eltern oder Großeltern, die eine enge Verbindung zu den kleinen Patienten haben, durchgeführt – Personen also, für die ein mitfühlender Prozeß ein natürlicher Ausdruck ihres Engagements und ihrer Liebe ist.

Die ersten beiden Fälle beschreiben erstgeborene Kinder mit wenig bis mittelschwerem Geburtstrauma. Der dritte Fall stellt ein dreieinhalbjähriges adoptiertes Kind mit mittelschwerem bis schwerem Geburtstrauma vor.

Die beiden Kinder hatten ein klassisches Muster manifestiert, das ich das „primäre Geburtstrauma-Syndrom“ nenne. Wenn sich dieses Syndrom zeigt, ist es ein starker Indikator dafür, daß ein Geburtstrauma der wegweisende ätiologische Faktor ist. Dieses Syndrom setzt nachstehende Bedingungen voraus:

- körperliche Symptome ohne medizinische Ätiologie,
- psychologische Symptome,
- eine pränatale Phase, die von psychologischen Traumata und Streßfaktoren frei war,
- daß angemessene pränatale Fürsorge gewährleistet war,
- Eltern,
  die sich in einem psychologisch gesunden Zustand befunden haben,
  die Empfängnis gewünscht haben, die während der Schwangerschaft

und/oder der Geburt Bondingmethoden angewendet haben,
den Eindruck anderer Personen, daß die Geburt schwierig und/oder traumatisierend war.

Fall 1: Eine Spontangeburt

K durchlief eine routinemäßige erste, jedoch eine schwierige zweite Geburtsphase, in der sie schwere fötale Not erlitt. Als sie geboren wurde, war die Nabelschnur fest um ihren Hals geschlungen, was zu Sauerstoffmangel (Hypoxie) führte. Nachdem sie sich hiervon erholt hatte, war sie recht aufgeregt und ängstlich. Obwohl Häufigkeit und Intensität der Erregtheits- und Angstphasen nachließen, waren diese Symptome zu Beginn der Behandlung, als sie gerade drei Wochen alt war, noch deutlich ausgeprägt. Die sich präsentierenden Symptome waren Erregtheit und Angst, ein „sorgenvoller" Blick in ihren Augen, nächtliches Erwachen und häufige Schreiphasen.

Der Vater massierte K seit ihrer Geburt und wollte nun die „geburtssimulierende Massage" erlernen. Nachdem er sich diese Technik angeeignet hatte, übernahm er während der Behandlung einen großen Part der geburtssimulierenden Massage. Ks Eltern waren während aller Sitzungen anwesend. Ks Mutter war besonders darin hilfreich, unablässig für emotionale Unterstützung und Empathie zu sorgen. Mitgefühl seitens der Eltern ist eine wichtige Variable im Heilungsprozeß und Ks Eltern waren diesbezüglich außergewöhnlich. Während der Sitzungen bestand meine Hauptaktivität darin, geburtssimulierende Massage durchzuführen oder die Handlungen des Vaters zu begleiten, gesunde Empathie zu fördern und empathische Verhaltensweisen zu demonstrieren. Die geburtssimulierende Massage wurde hauptsächlich an Ks okzipitalen und parietalen Schädelknochen und an ihrem rechten Halsbereich ausgeführt. In ihrem Fall eigneten sich diese Schädel- und Nackenbereiche am besten, um die implosiven Kräfte ihres Traumas in Schach zu halten; ein bedeutender Aspekt in Bezug auf den Heilungsprozeß (Emerson 1987a). Die implosiven Kräfte werden an Körperstellen zurückgehalten, die während der Geburt in Mitleidenschaft gezogen, jedoch wenig traumatisiert wurden. Diese Vorgehensweise gewährleistet, daß die Säuglinge und Kinder nicht von den prä- und perinatalen Erlebnissen überflutet werden, und erlaubt dem Therapeuten sich den schwierigen Körperpartien und intensiveren Traumata langsam zu nähern.

Als ihr Kopf mit der geburtssimulierenden Massage behandelt wurde, vermittelte K insbesondere durch ihre Augen große Furcht. Nachdem sie diese Furcht durchlebt hatte und ihr währenddessen Mitgefühl entgegengebracht worden war, verschwand die Furcht. Während ihr Hals mit der geburtssimulierenden Massage behandelt wurde, schien sie Angst und Erregtheit zu erleben, sie drehte sich weg und/oder verzog ihr Gesicht. Angst, das Verziehen ihres Gesichtes und das Fortwinden ihres Körpers verschwanden nach einigen Sitzungen. Diese Veränderungen standen in direkter Beziehung zu der Tiefe ihrer emotionalen Katharsis und ihrer Bereitschaft Empathie annehmen zu können. Nach einigen besonders karthartischen Sitzungen stellten die Eltern fest, daß sich ihre Atmung deutlich verbessert hatte. Sie atmete tiefer und rhythmischer. Sie begann in der Nacht durchzuschlafen, war während des Tages ruhiger und schrie weniger als zuvor. Ihre Behandlung dauerte 12 einstündige Sitzungen.

Fall 2: Eine Geburt per Kaiserschnitt

M wurde durch Kaiserschnitt nach 19 Stunden Wehentätigkeit geboren. Der Muttermund erreichte eine maximale Ausdehnung von 8 cm. Die Wehen waren schmerzhaft für die Mutter und ihre Erschöpfung verstärkte sich zunehmend. Aufgrund dieser Umstände wurde die Operation angesetzt. Während der Kaiserschnittgeburt schluckte M Fruchtwasser.

Die Symptome zur Zeit ihrer Aufnahme in die Behandlung waren: Versteifen der Beine und des Rumpfes, wenn M aufgenommen wurde (ein häufiges Symptom bei einem Kaiserschnitttrauma), Versteifen des Kopfes und des Halses während des Stillens (ein häufiges Symptom bei „Fruchtwasseraspiration“ während der Geburt) und Atemschwierigkeiten wie Stauung, Husten, Keuchen und Niesen. Ihr Kinderarzt konnte keine Ursache für ihre Symptome finden, sodaß er eine nicht diagnostizierbare Allergie oder einen Virus vermutete.

Ihre Behandlung dauerte 10 Sitzungen. Die Mutter war bei allen, der Vater bei einigen Sitzungen zugegen. Das schwerste Trauma bei Kaiserschnittgeburten entsteht, wenn der Säugling (mit den Händen oder der Geburtszange) aus dem mütterlichen Bauch gehoben wird. Der sog. „Kaiserschnitt-Hebegriff“ wird angewendet, um das Trauma zu aktivieren. Diese Technik ahmt das Herausheben des Babys aus dem Uterus nach. Während des Hebegriffs erlebte sie das tiefste Weinen und die tiefste Katharsis in ihrer Therapie und sie erbrach dabei viel Flüssigkeit und Schleim.

Dieser Auswurf entspricht der körperlichen Erinnerung an die Geburt, als sie das Fruchtwasser schluckte.

Nachdem sie sich von diesen Gefühlen befreit hatte, veränderten sich die o.g. Symptome spontan und in drastischer Weise. M war völlig entspannt, wenn sie hochgehoben wurde und konnte sogar langsam Spaß daran finden. Völlige Entspannung während des Stillens erlebte sie erst, nachdem sie das Trauma im Zusammenhang mit dem Verschlucken des Fruchtwassers aufgelöst hatte. Danach trank sie wesentlich besser, besonders während des Stillens am Abend. Das führte wiederum dazu, daß sie in der Nacht durchschlief (sie mußte nicht mehr hungrig aufwachen). Sie wurde auch zärtlicher. Ihre Eltern freuten sich sehr über ihr neues Verhalten und erkannten, wie selten sie zuvor entspannt gewesen war und sich ihnen zugeneigt gezeigt hatte.

Fall 3: Ein adoptiertes Kind mit schwerem Geburtstrauma

Der dritte Fall zeigt ein adoptiertes Kind mit schwerem Geburtstrauma. Die Adoptivmutter ist Krankenschwester in der Geburtshilfe und der Adoptivvater Arzt. Die Adoptivmutter brachte D im Alter von drei Jahren zur Behandlung, um untersuchen zu lassen, ob er an einem Trennungstrauma litt. Er wurde direkt nach der Geburt adoptiert und hatte überhaupt keinen Kontakt zu seiner leiblichen Mutter gehabt. Bei ihm existierten viele Anzeichen eines Geburtstraumas: schwere Verformung des Kopfes, Hämorrhagien in den Augen, Blutergüsse am Körper und Verkrampfung sowohl des Kiefers als auch der Fäuste. Zudem schrie er ausdauernd und litt an Hydroceles testis – einer akuten vorübergehenden Entzündung der Hoden –, die manchmal mit schwerem körperlichen Geburtstrauma einhergeht.

Zur Zeit der Aufnahme in die Behandlung wurde Ds Familie als psychologisch gesund eingestuft. Trotzdem war D sehr angespannt, mittelschwer hyperaktiv, phasenweise aggressiv und schien eine nur geringe Fähigkeit zu Freude und emotionaler Zugewandtheit zu haben. Er wehrte Berührungen ab und reagierte unangemessen darauf. Er war selten zärtlich, obwohl sich die anderen Familienmitglieder zärtlich verhielten.

Ich bot D vier verschiedene therapeutische Modalitäten an: Mal- und Spieltherapie, Sandkastenspiele, Spiele, die die Geburt nachahmen, und die Selbstbetrachtung mit Hilfe von Videoaufnahmen. D begann mit Sandkastenspielen. Sie bestätigten, daß Ds Geburtstrauma ein bedeutsamer und grundlegender Aspekt für seine gegenwärtigen Symptome war. In der zweiten Therapiewoche fing er an, daran zu arbeiten. Der vorliegende Artikel beschreibt die Anwendung von Spielen, die die Geburt nachahmen, und Techniken der Videoreflektion anhand der Behandlung seines Geburtstraumas.

In geburtssimulierenden Spielen werden physische Gegebenheiten geschaffen, die die Gebärmutter und den Geburtskanal nachstellen. Es gibt viele verschiedene Spiele, sie können jedoch in die beiden Kategorien „Handeln-an" und „Behandelt-werden" Spiele untergliedert werden (s. Emerson 1984a). Die Spiele selbst sind nach der Stärke der Geburtssimulation eingeteilt. Ein Spiel heißt z. B. „schwach simulierende Durchtunnelung". Dabei werden Licht und leicht zu bewegende Kissen verwendet, um die seitlichen Begrenzungen des „Geburtskanals" zu simulieren. Über die Kissen werden keine anderen Bedeckungen gelegt. Im Gegensatz dazu werden bei der „stark simulierenden Durchtunnelung" schwere, eng zusammenstehende und unverrückbare Sofas verwendet, um die Wände des Geburtskanals zu simulieren, auf die Oberseite werden zudem schwere Teppiche gelegt. Es stehen verschiedenste „Schweregrade" für die Simulation zur Verfügung. Die Kinder werden dazu ermutigt den „Schweregrad" zu wählen, bei dem sie sich sicher fühlen. Die meisten Kinder gestalten den Tunnel zunehmend schwieriger und gleichen ihn ihrer realen Geburtssituation an, bis die Erinnerungen und Gefühle aktiviert werden.

D wählte in seinem Therapieverlauf die „simulierende Durchtunnelung" zu seinem bevorzugten Spiel. Er begann mit „schwach simulierender Durchtunnelung" und arbeitete sich langsam zur „stark simulierender Durchtunnelung" hoch, um dann in der fünften Sitzung seinen Durchbruch zu erleben. Die ersten beiden Reisen durch den stark simulierenden Tunnel beendete er sehr schnell und erregt. Beim dritten Mal krabbelte er wesentlich langsamer hindurch, er schien dabei mit sich selbst und dem Tunnel mehr in Kontakt zu sein. Er hielt in der Mitte inne und ich fragte, ob ich die Sofas etwas näher zusammenrücken könne. Er nickte ein „Ja", und sah gleichzeitig ein wenig ängstlich aus. Als die Sofas näher kamen, zeigten sich sofort Furcht und Zorn in seinen Augen und in seinem Gesicht. Ich fragte ihn, wie er sich fühle. Ihm waren überhaupt keine Gefühle bewußt. Im Allgemeinen können Kinder seines Alters ihre Gefühle nicht erkennen oder unterscheiden, außer man hat es ihnen beigebracht oder sie werden dazu ermutigt. Sie besitzen dennoch relativ einfache und gleichzeitig starke Abwehrmechanismen, die sie jeweils dann einsetzen, wenn bedrohliche Gefühle ausgegrenzt werden sollen.

Um Kinder darin zu unterstützen, ihre eigenen Gefühle zu erkennen, habe ich eine Methode entwickelt, die ich Videoreflektion nenne. Die Kinder werden während ihrer gesamten Therapie per Video aufgenommen. Wenn im Verlaufe ihrer Spiele Gefühle entstehen, die sie abwehren und/oder die ihnen nicht bewußt sind, schlage ich ihnen vor, ihre Arbeit auf dem Video anzuschauen. Für Kinder ist es leichter, Gefühle bei anderen wahrzunehmen, als sie bei sich selbst zu erkennen. Um Nutzen aus dieser Tatsache zu ziehen, werden den Kindern dann Videos von sich selbst vorgeführt, wenn ihre Gefühle unbewußt bleiben oder sie dagegen Abwehr entwickeln.

Auf diese Weise können sie sich neutral betrachten und oft zum ersten Mal ihre Gefühle erfassen. D wurden Videos seiner „stark simulierenden Durchtunnelung" gezeigt. Er war höchst interessiert daran, sein Gesicht zu sehen, als seine Mutter die Sofas näher zusammenschob. Das versetzte ihn in die Lage, sein Gesicht objektiv zu betrachten, so als wäre es das Gesicht einer anderen Person, und die Gefühle zu entdecken, die er abgewehrt und/oder unbewußt ausagiert hatte (wie in seinen gegenwärtigen Symptomen deutlich wurde). D sah sein Gesicht auf dem Video mit großen Augen an und gleichzeitig spiegelte sich in ihnen ein verblüffter Blick. Als wir ihn fragten, was er sähe, antwortete er, daß das Gesicht „zornig" aussähe. Er deutete auf seine „somatische Rüstung" und die Stellen im Gesicht, wo der Ärger gehalten wurde. Ein körperorientierter Therapeut hätte es nicht besser beschreiben können. Er lokalisierte den Ärger in seinem rechten Kiefer, in Mund und Augen. Nachdem er seinen eigenen Ärger wahrgenommen hatte, entwickelte er eine wahre Explosion an Wut und Zorn in den nachfolgenden Sitzungen. Wiederholt richtete er seinen Zorn gegen den Geburtskanal selbst und gegen wütend ausschauende und gefährliche Tiere, die er in den stark simulierenden Tunnel setzte. Oft stampfte er auf diesen „Monstern" herum, schlug oder krümmte sie mit einem Blick voller Mißachtung oder einem zornigen Gesicht. Jede einzelne karthartische Episode resultierte in einer fortschreitenden Veränderung seiner akuten Symptome, insbesondere seiner Aggressivität, seiner Hyperaktivität und seines abwehrenden Verhaltens gegenüber Berührungen. Das Bemerkenswerteste war, daß er sich zu einem ruhigen, nicht aggressiven und teilnahmsvollen Kind entwickelte.

Erfolge, die während der Behandlungsperioden erzielt wurden

Um die Effektivität der Behandlungsmethode auswerten zu können, überprüfte ich Kinder und Säuglinge in periodischen Abständen. Die erste Überprüfung fand jeweils direkt nach Beendigung der Behandlungsphase statt und wurde dann in jährlicher Folge wiederholt. Die Untersuchung bestand darin, Eltern (oder Verwandte) zu interviewen und die Kinder zu beobachten. Zu Vergleichszwecken wurde eine Kontrollgruppe von unbehandelten Kindern herangezogen, für die eine Behandlung beantragt worden war, die sie jedoch nicht begonnen hatten.

Vermutlich waren sich Kontroll- und Behandlungsgruppe in den Voraussetzungen, die sie zur Behandlung führten, ähnlich. Beide Gruppen wurden zu Beginn und zum Ende der Behandlungsphase und dann in jährlichen Abständen untersucht. Sie unterschieden sich in den folgenden fünf Kategorien:

1. Auflösung der Beschwerdesymptome: Bei 92% der behandelten und bei 25% der unbehandelten Fälle (Kontrollgruppe) waren keine Symptome mehr vorhanden. Die Beseitigung der Symptome erfolgte im Behandlungszeitraum. In der Kontrollgruppe bewirkten andere Behandlungsmethoden eine Heilung (z. B. traditionelle Psychotherapie, Familien(psycho-)therapie, Selbsthilfegruppen für junge Mütter, chiropraktische Maßnahmen und/oder Craniosacral-Therapie).
2. Aufhebung der somatischen Symptome. Wenn somatische Symptome oder diagnostizierbare Erkrankungen vorlagen, wurden sie in 55% der behandelten und in 23% der unbehandelten Fälle (Kontrollgruppe) geheilt. Von Heilung wurde nur dann gesprochen, wenn die Säuglinge und Kinder während der Behandlungsperiode symptomfrei wurden. Eine Heilung bei den Kindern der Behandlungsgruppe war meist verknüpft mit einer tiefen Katharsis und gleichzeitiger Empathie derjenigen Personen, die in den Sitzungen anwesend waren. Eine Heilung in der Kontrollgruppe war meist die Folge von allopathischen, homöopathischen, osteopathischen oder chiropraktischen Maßnahmen. In beiden Gruppen konnte bei als psychosomatisch eingestuften Erkrankungen am häufigsten Heilung erzielt werden.
3. Wachstum des wahren Selbst. Nach der Theorie von C. G. Jung (Rothgeb 1978) liegt die wahrhaftigste Natur des Selbst in den Tiefen des Unbewußten begraben. Wenn sich das Selbst herausschält, stößt es auf Schmerz, und Komplexe lösen sich auf. Freud betonte die Wichtigkeit,

> unterdrückten Schmerz und Trauma zu befreien. Aus seiner Sicht lag darin die grundlegende Voraussetzung, die Wahrhaftigkeit des Selbst zu fördern (Rothgeb 1973). Meines Erachtens werden in der Tiefe der Seele komplexe Dynamiken gespeichert, Erinnerungen aus unerlösten Traumata und Impulse, die das wahre Selbst widerspiegeln, inbegriffen. Wenn in der Kindheit oder auch im erwachsenen Dasein ein Zugang zur Tiefe des Unbewußten geschaffen wird, erschließen sich beide Sphären des Unbewußten. Unverarbeiteter Schmerz dominiert jedoch die Impulse, die das wahre Selbst reflektieren, weil Schmerz eine primitive Energieform ist, die sofortige Aufmerksamkeit fordert. Phylogenetische und ontogenetische Prinzipien regieren dieses Phänomen. Überleben ist das ordnende Prinzip. Jede Spezies wendet sich vorrangig dem zu, was das Überleben bedroht (Furcht oder Schmerz sind die Signale), und erst dann einer Spezialisierung (wie z. B. der Suche nach ihrer einzigartigen Nische im Leben). Je früher und je traumatischer Schmerz in das Bewußtsein eingeprägt wird, desto stärker wird eine Entwicklung und eine Ausweitung der Regungen, die das wahre Selbst reflektieren, verhindert.

Die Behandlungsergebnisse untermauerten diese theoretische Sichtweise. Während der Behandlungsperiode erlebten 62% der behandelten und 6% der unbehandelten Kinder eine tiefere Verbindung zu sich selbst, die in spontanem Hervorbrechen bis dahin unerkannter und/oder unbekannter Interessen, Talente oder Fähigkeiten sichtbar wurde. Der Prozeß der Selbstfindung vollzieht sich sowohl im Säuglings- als auch im Kindesalter. Ein Kind wandelte z. B. seine Interessen unmittelbar, nachdem es sein Geburtstrauma gelöst hatte. Der kleine Junge ignorierte Mobiles und Bilder, die seine Eltern gerade für ihn aufgehängt hatten, obwohl er bis zu diesem Zeitpunkt immer leidenschaftlich gern „Dinge betrachtete“ (die Worte seiner Mutter). Stattdessen fing er an, mit seinen Schnürsenkeln, Bändern an den Hosen, seinen Haaren und allem, was seine Hände erreichen konnten, zu hantieren. Er wechselte von vorrangig visueller zu vorrangig taktiler Herangehensweise an seine Welt, um sie wahrzunehmen und für sich handhabbar zu machen. Er blieb nur dann beim Beobachten, wenn er in den Nähraum gesetzt wurde, und dann auch nur, wenn die Nähmaschine offen dastand (er konnte stundenlang der Nähmaschine und den Stricknadeln zusehen). Als seine Eltern diesen Wandel in ihm bemerkten, führten sie ihn zum Werkzeugschuppen, wo er ebenfalls stundenlang die Werkzeuge betrachten konnte. Seine liebsten Greif- und Spielobjekte waren Werkzeuge, und diese intensive Faszination entwickelte sich ab dem neunten Lebensmonat. Mit dreieinhalb Jahren baute er sich sein erstes Spielhaus mit richtigen Werkzeugen, mit fünf Jahren baute er Möbel nach Maß. Mit zehn Jahren (seiner letzten Nachuntersuchung) assistierte er in einem Meisterhandwerksbetrieb.

Die Nachuntersuchungen zeigen, daß die Interessen, Talente und Fähigkeiten, die während der Behandlungsperiode zum Vorschein kamen, bis in die Adoleszenz anhalten. Keines der behandelten Säuglinge und Kinder ist bis jetzt erwachsen, sodaß eine Übertragung der Ergebnisse auf das Erwachsenenalter nicht möglich ist, obwohl die Wahrscheinlichkeit, daß sie auch dann noch Gültigkeit haben, sehr hoch ist. Darüber hinaus ergaben die Nachuntersuchungen: je früher sich die Interessen und Talente entfalten, um so mehr entsprechen sie der eigenen Persönlichkeit und um so wahrscheinlicher ist, daß darin ein außergewöhnliches Niveau erreicht wird. Obwohl viele Kinder ihre Einzigartigkeit ungewöhnlich weit entwickelt haben, scheinen sie durch die entdeckten Interessen und Fähigkeiten nicht getrieben zu sein, d.h. sie gerieten nicht in einen inneren Anspannungszustand. Außerdem sind sie in akademischer und sozialer Hinsicht mit einer vielseitigen Tüchtigkeit ausgestattet, die über ihre tatsächliche Erziehung und Ausbildung hinwegtäuscht. Meinen Beobachtungen von behandelten Säuglingen und Kindern zufolge scheint das Aufdecken von Schmerz und Trauma auch die Tiefe der menschlichen Psyche aufzudecken, Impulse, die das wahre Selbst und das einzigartige Selbst reflektieren, eingeschlossen. Die Erlösung von prä- und perinatalen Traumata scheint auch die einzigartigen Qualitäten des Selbst zu befreien, sodaß sie auftauchen und gedeihen können. Ebenso scheint es eine Entwicklung in allen Lebensbereichen zu fördern. Wenn Säuglinge oder kleine Kinder ihre prä- und perinatalen Traumata gelöst haben, ist die Wahrscheinlichkeit groß, daß sie in einem transpersonalen Sinne zu funktionieren beginnen, sie beginnen z. B. intuitiver und nach übersinnlichen Wahrnehmungen zu handeln, innere Visionen oder Erlebnisse und/oder ein starkes und aktives Phantasieleben zu haben. Von diesen Kindern wird oft gesagt, sie hätten ein besonderes Licht in ihren Augen.

4. Die Entfaltung menschlicher Qualitäten. Nach der Behandlungsperiode wurden die Kinder von mir selbst, ihren Eltern und anderen untersucht. Mit zunehmenden Untersuchungserfahrungen wurde offenkundig, daß die behandelten Kinder deutlich anders beschrieben wurden als die unbehandelten Kinder, nämlich mit Adjektiven, die „mensch-

lich“ genannt werden können. Diese Adjektive lauteten:
emotional bewußt
emotional ausdrucksfähig
emotional entschlußkräftig
unaggressiv liebevoll
freudvoll
einzigartig
vertrauensvoll
kreativ
spirituell unabhängig
Behandelte Kinder erhielten eine bedeutend höhere Anzahl der genannten Adjektive und wurden gleichzeitig darin bedeutend höher eingestuft. Das heißt, wenn behandelte und unbehandelte Kinder mit denselben Eigenschaften beschrieben wurden, wurden sie den behandelten Kindern in einem höheren Maße zugeschrieben.

5. Vorbeugung von zu erwartenden psychopathologischen Syndromen. Die klinische Forschung hat eine Vielzahl von Syndromen dokumentiert, die mit unterschiedlichen Geburtstraumata einhergehen (Grof 1987; Ray u. Mandel 1987). Im Vergleich von behandelten und unbehandelten Kindern konnte ich feststellen, daß unbehandelte Kinder einen signifikant höheren Anteil an zu erwartenden psychopathologischen oder dysfunktionalen Symptomen erkennen ließen. Es wurden bis zu Fünfjahres-Nachuntersuchungen erstellt und die Unterschiedlichkeit der Symptome über diesen Zeitraum festgehalten.

Ich hatte die Gelegenheit 20 Kinder über die Dauer von 13 Jahren nachuntersuchen zu können, und eines sogar über die Dauer von 15 Jahren. Ich möchte damit schließen, einige Kommentare des 15jährigen wiederzugeben, der die Behandlung seines Geburtstraumas vor der Vollendung des ersten Lebensjahres beendet hatte. Zur Zeit ist er Berufsmusiker und beendet gerade die High-School. Er sagte: „Ja, ich erinnere mich an die Geburtsmassage und an die Gefühle, die ich zu dieser Zeit hatte. Ich träumte tatsächlich von deinen Händen auf meinem Kopf. Während der Massagen war ich sehr verängstigt. Ich steckte wirklich fest und wußte nicht, wie ich herauskommen sollte, wie ich geboren werden sollte. Aber als wir zusammen arbeiteten, fühlte ich eine große Erleichterung in meinem Körper und ein mächtiges Aufwallen an Energie. In mir war ein gewaltiges Gefühl, meinen Schmerz zu erkennen und ihn fortfließen zu sehen. Ein großartiger Raum bildete sich in mir, ein Ort ohne Gedanken, aber einer großen Gefühlstiefe.

Es erinnert mich daran, wie ich fühle, wenn ich Musik komponiere. Ich glaube, daß ich dort auch meine Fähigkeit zu lachen erhielt. Ich denke, ich begann zu jener Zeit zu lachen und habe seitdem nicht mehr damit aufgehört. Manchmal fühle ich mich heute, wenn ich Musik komponiere oder spiele, wie damals während der Geburtsmassage.“ „Und wie ist das?“, frage ich. „Überwältigend!“ antwortete er und ging lachend davon.

Geburtsbezogene Psychotherapie mit Säuglingen und Kindern

Vorbemerkung: Dieser Vortrag beschäftigt sich mit der Behandlung von Geburtstraumata bei Säuglingen und Kindern. Die Techniken orientieren sich an der Behandlung von Geburtstraumata. Die vorgeführten Fallbeispiele sind im Hinblick auf die anschaulichsten Techniken von Dr. Emerson ausgewählt worden und haben häufig Anwendung gefunden. Die Darstellung kann natürlich nur einen flüchtigen Einblick gewähren. Die Ergebnisse sind unter dem Gesichtspunkt der Symptomreduktion ausgewählt worden, nach ihrer Darstellbarkeit und ihrer statistischen Auswertung seit Beginn von Dr. Emersons Tätigkeit als Pränatalpsychologie bis heute.

Die Präsentation bezieht Videoaufnahmen von Behandlungssitzungen mit ein, um einige Punkte beispielhaft zu zeigen.

Das Zentralthema des vorliegenden Vortrages ist die Behandlung von Geburtstraumata bei Säuglingen und Kindern. Während des Vortrages werden Ihnen viele Behandlungstechniken vorgeführt und Sie werden einige Behandlungssitzungen mit Säuglingen und Kindern auf dem Video sehen. Die Behandlungstechniken, die Sie sehen werden, sind wichtige Bestandteile der Behandlung. Die meisten Techniken sind multidisziplinär. Viele können leicht erlernt werden und sind bereits in die praktische Arbeit von Hebammen, Geburtsvorbereitern, Krankenschwestern in der Geburtshilfe, Psychotherapeuten, Hypnotherapeuten und Masseuren, um nur einige zu nennen, eingeflossen.

Die Techniken sind auf die Behandlung von Geburtstraumata ausgerichtet. Es existieren jedoch auch andere prä- und perinatale Traumata, die mit Hilfe von anderen, spezialisierteren Methoden behandelt werden können. Ich habe zum Beispiel Säuglinge und Kinder behandelt, die einen Abtreibungsversuch überlebt haben und Säuglinge und Kinder, deren Familien während der Schwangerschaft schwere Krisen durchgemacht haben. Häufige Krisen sind Trennung, Scheidung, finanzielle Einbrüche, familiäre Gewalt, Krankheiten und Tod.

Transkription eines Vortrages bei The Power of Pre- and Perinatal Experience, Newport Beach, CA, 1989.

Ebenso habe ich Säuglinge und Kinder behandelt, deren Mütter während der Schwangerschaft körperlich und/oder sexuell mißhandelt worden waren. Wenn die Mutter während der Schwangerschaft körperlich und/oder sexuell mißhandelt wurde, erlebt das Ungeborene diese Mißhandlung ebenfalls. Ich behandelte auch Säuglinge und Kinder mit Störungen in Bezug auf Bonding- und Liebesfähigkeit, Säuglinge und Kinder nach einer Frühgeburt mit Trennungstrauma, Säuglinge und Kinder, die einer Beschneidung unterzogen worden waren, und auch Säuglinge und Kinder nach den unterschiedlichsten Unfällen, Krankheiten, Verletzungen und Operationen.

Die Darstellung ist begrenzt auf Behandlungen von Säuglingen und Kindern aus psychologisch gesunden Familien. Säuglinge und Kinder mit neurotischen oder psychotischen Familienmitgliedern benötigen eine breiter gefächerte Therapie, bei der die Behandlung des Geburtstraumas lediglich ein Aspekt ist.

Im Jahre 1974 begann ich an einer Londoner Universitätsklinik mit der Behandlung von kindlichen Traumata. Ein Säuglingsmädchen auf der Intensivstation war durch die Geburt schwer traumatisiert worden, wodurch sie schwere Atemstörungen hatte. Ihre Symptome waren so gravierend, daß sie als Risikofall galt und ein Arzt ihre Situation als hoffnungslos einstufte. Ihre Atmungsstörungen waren derart beeinträchtigend, daß sie Schwierigkeiten hatte zu schlafen oder gestillt zu werden, was wiederum einen fortschreitenden Gewichtsverlust zur Folge hatte. Ihre Eltern riefen mich an und fragten, ob ich helfen könne. Ich antwortete, daß ich vor einiger Zeit Methoden zur Behandlung von Säuglingen entwickelt hätte und versuchen würde, ihrer Tochter zu helfen. Während ihrer Behandlung schien mir angezeigt, eine explorative Technik, die sog. geburtssimulierende Massage, anzuwenden. Diese Technik erwies sich als die richtige, sodaß ihre Behandlung erfolgreich verlief. Seit diesem Fall habe ich der Entwicklung von Behandlungstechniken, dem Durchführen von Nachuntersuchungen behandelter Kinder und dem Auswerten von therapeutischen Ergebnissen viel Zeit gewidmet.

Die wichtigste Methode zur Behandlung von Geburtstraumata bei Säuglingen wird geburtssimulierende Massage genannt. Techniken zur Behandlung von Geburtstraumata bei Kindern werden später erläutert.

Geburtssimulierende Massage beinhaltet besondere Schemata manuellen Streichens und Haltens, die die mütterliche Kontraktion und den Wehendruck während der Geburt simulieren. Die methodischen Streich- und Haltemuster werden an den Stellen der kindlichen Anatomie durchgeführt, die während der Geburt am schwersten traumatisiert wurden.

Wir werden uns nun die Behandlung von Geburtstraumata bei zwei Mädchen im Säuglingsalter anschauen. Beide erstgeborene Mädchen hatten leichte bis mittelschwere Geburtstraumata. Ausschnitte dieser Behandlungssitzungen sind per Videocassette beim Emerson Training Seminar unter dem Titel „Treating Birth Trauma During Infancy: Cord Trauma“ und „Treating Trauma During Infancy: Cesarean Trauma“ erhältlich. Die an dieser Stelle niedergeschriebenen Kommentare sind wichtig für die Videos und sollten vor dem Ansehen gelesen werden.

Das erste Kind wurde nach einer routinemäßigen ersten Geburtsphase, jedoch nach einer vierstündigen zweiten Geburtsphase, während der sie zwei Stunden lang schweren (fötalen) Qualen ausgesetzt war, geboren. Ihre Nabelschnur war fest um ihren Hals gewickelt. Sie erlebte Sauerstoffmangel (Hypoxia), und nachdem sie sich davon erholt hatte, was lange dauerte, war sie äußerst erregt und ängstlich. Diese Erregtheit und Ängstlichkeit zeigten sich noch zur Zeit der Aufnahme in die Behandlung, als sie drei Wochen alt war.

Der Videoausschnitt, den Sie jetzt sehen werden, wurde in der siebten von dreizehn Sitzungen aufgenommen. Der Vater führt geburtssimulierende Massage durch. Die Mutter ist einfühlend anwesend, und ich führe weitere Möglichkeiten vor, wie dem Säugling Mitgefühl vermittelt werden kann. Während wir die geburtssimulierende Massage an ihrer rechten Kopfseite (der weniger traumatisierten Seite) durchführen, können Sie enorme Furcht sehen, die sie besonders in ihren Augen und nonverbalen Gesten ausdrückt. Während wir an ihrem Halsbereich massieren, können Sie sowohl große Erregtheit und Ängstlichkeit als auch angstvolle Atmung beobachten. Die Ursache hierfür war eine Nabelschnurkomplikation und ein daraus resultierender Sauerstoffmangel.

Es sollte angemerkt werden, daß ihr Vater sie seit der Geburt massiert hat. Deshalb war sie an Massage gewöhnt, konnte sich dabei gut entspannen und sich daran erfreuen. Trotzdem wecken die sehr sanften Streichbewegungen der geburtssimulierenden Massage Geburtserinnerungen und Geburtsgefühle. Wie Sie sehen, taucht sie in die Katharsis ein, ohne sich selbst darin „zu verlieren“. Sie bleibt mit sich und uns in Kontakt.

Nach Beendigung dieser Sitzung war dieses kleine Mädchen sowohl bedeutend ruhiger und gegenwartsbezogener als auch weniger aufgeregt und ängstlich. Das erste Mal in ihrem Leben schlief sie während der ganzen Nacht ohne Unterbrechung. Ihre Eltern berichteten, daß ihr Schreien, das vorher oft sehr lange angehalten hatte, nach dieser einen Sitzung fast gänzlich aufhörte.

Der nächste Säugling wurde nach 19 Stunden schwerer Geburtstätigkeit mit Kaiserschnitt geboren. Für die Mutter waren die Wehen sehr schmerzhaft, deshalb bat sie um eine Epiduralanästhesie, die ihr helfen sollte. Trotz der starken Kontraktionen und der langandauernden Geburt war der Muttermund nur 8 cm geöffnet. Der Mutter wurde als unterstützende Maßnahme Pitocin verabreicht, was jedoch nahezu wirkungslos blieb. Ihre Erschöpfung nahm zu, deshalb riet ihr Arzt zu einem Kaiserschnitt. Während der Geburt schluckte das kleine Mädchen Fruchtwasser.

Ihre Eltern brachten sie in meine Praxis, weil sie wußten, daß die Geburt sehr schwer für das Mädchen gewesen war. Sie hatten den Wunsch, daß irgendetwas getan werden könne, um die negativen Auswirkungen aus diesen Erfahrungen zu korrigieren. Zur Zeit des Behandlungsbeginns hatte sie einige der charakteristischen Symptome, die mit einem Trauma nach einer Kaiserschnittgeburt einhergehen. Wenn man sie aufnahm, überstreckte sie ihren Körper. Wenn sie gestillt wurde, versteifte sie ihren Rumpf und wurde aufgeregt, was das Stillen sehr erschwerte. Hinzu kamen Symptome im Bereich der Atemwege wie Schleimansammlung, Husten, Schniefen und Niesen. Hier habe ich gerade mit einer sanften Simulationstechnik aufgehört, die den Druck auf den Schädel in der Geburt nachahmt. Sie wird „Blockierung des Kraniums" genannt. Diese Technik habe ich an den vorderen Partien ihres Schädels angewendet, weil dieser Kopfbereich während der schwersten Geburtsphase auf das Becken drückte. Wie wir gerade hören können, drückt sie ihre Gefühle über meine Maßnahme aus. Ich gebe ihr anteilnehmende Rückmeldung auf ihre Furcht, ihren starken Wunsch, sich vorwärts zu bewegen, und auch auf ihre Frustration und Enttäuschung. Alle diese Gefühle werden durch ihre Stimme zum Ausdruck gebracht. Ich zeige ihrer Mutter, auf welche Weise sie dem Säugling Empathie entgegenbringen kann. Die Mutter hält ihre Füße, hält Augenkontakt und unterstützt sie emotional.

Als Nächstes führe ich den sogenannten Kaiserschnitt-Hebegriff durch. Diese Technik simuliert das Herausheben des Babys aus dem Uterus. Der Kaiserschnitt-Hebegriff bedeutet, das Baby an speziellen Körperstellen, d. h. Rumpf und Nacken, hochzuheben, so wie es während der Geburt geschehen ist. In dieser Phase kam es zum tiefsten Weinen und der tiefsten Katharsis in ihrer ganzen Therapie. Zudem erbrach sie schwallartig Flüssigkeit und Schleim. Dieser Auswurf repräsentiert die Körpererinnerungen an das Schlucken des Fruchtwassers.

Nach dieser Sitzung veränderten sich die bestehenden Syptome in dramatischer Weise. Sie war, wenn sie aufgenommen wurde, ganz entspannt, fast schlaff, fühlte sich aber sichtlich wohl. Sie war auch während des Stillens ruhiger und trank sehr gut. Sie begann in der Nacht durchzuschlafen. Zudem bemerkten ihre Eltern, daß sie verschmuster und ihnen zugeneigter wurde.

Nun möchte ich Ihnen einen Jungen im Säuglingsalter mit einem schweren Geburtstrauma vorstellen. Ebenso möchte ich Ihnen die Behandlungsergebnisse in aller Tiefe darstellen und ein Video aus der nachfolgenden Zeit, das seine Eltern gemacht haben, zeigen (Titel: „Treating Birth Trauma During Infancy. Forceps Trauma").

R war der Erstgeborene in seiner Familie. Seine Geburt dauerte 18 Stunden, davon viereinhalb Stunden in der zweiten Geburtsphase. Zuvorderst: er lag in der Steißlage quer zum Uterus, als die Wehen begannen. Seine Eltern waren sehr besorgt, ob er mit dem Kopf zuerst herauskäme. Zweitens: Als die zweite Geburtsphase begann, war kein Fortschritt spürbar. Die Wehen waren sehr stark und die Mutter preßte sehr energisch, aber die Geburt ging nicht voran. Letztendlich wurde die Geburtszange angesetzt, um ihn herauszuziehen.

Das daraus resultierende Trauma war so schwer, daß 24 Sitzungen nötig waren, um es zu heilen. Die durchschnittliche Anzahl an Behandlungssitzungen zur Heilung eines Traumas beträgt 16 Sitzungen, wohingegen die meisten Säuglinge zwischen 8 und 13 Sitzungen brauchen. Seine Behandlung begann im Alter von einer Woche und dauerte bis zum Alter von sechs Monaten. Seine Eltern waren bei allen und seine Hebamme bei einigen Sitzungen anwesend.

Die Symptome, die er zeigte, wiesen auf ein mittelschweres bis schweres Geburtstrauma hin. Er knötterte während der ganzen Nacht und schrie ausgiebig (seine Gesamtschreizeit betrug drei Stunden pro Tag). Freunde der Eltern beschrieben seinen Blick und die Art seines Schreiens als ärgerlich. Er wehrte Berührung ab, d. h. wenn er drei oder vier Sekunden lang fest gehalten oder in der Nähe des Kopfes und der Füße berührt wurde, begann er sich zu winden, zu jammern, sich fortzustoßen und/oder zu schreien. Auf diese Weise zeigte er seine Angst vor Berührung.

Wir werden uns nun seine Abwehr gegen Berührungen ansehen. Wenn ich meine Hände sanft über seinen Kopf oder unter seine Füße lege, windet er sich und schreit. Dies sind klassische Anzeichen für Geburtstraumatisierung. Bei vielen Säuglingen mit mittelschweren bis schweren Geburtstraumata ist die geburtssimulierende Massage zu stimulierend, zu überwältigend und kann sogar das Geburtstrauma verstärken. In solchen Fällen bevorzuge ich die desensibilisierende Massage. Sie ist auf Techniken beschränkt, die das Geburtstrauma, das in diesen Fällen an mehrere Körperstellen gebunden ist, reduziert.

Damit desensibilisierende Massage wirksam werden kann, müssen die Säuglinge tief entspannt sein. Das kann erreicht werden, indem Säuglinge behandelt werden, während sie tief schlafen, indem beruhigende Wiegenlieder gesungen werden, indem sie sanft gewiegt werden oder indem Körperstellen massiert werden, die keine Abwehr hervorrufen. Es ist auch möglich, den Säugling in einen anderen Bewußtseinszustand zu führen, was manchmal nötig ist.

Ich zeige Ihnen jetzt einen Ausschnitt mit der desensibilisierenden Massage. Beachten sie besonders Rs tiefe Entspannung. Er reagiert auf die Massage sehr entspannt, obwohl sie relativ kräftig durchgeführt wird, sogar an Körperstellen, die direkt mit dem Geburtstrauma verbunden sind.

Das grundlegende Anliegen der desensibilisierenden Massage ist, den Säugling an den intensiven Geburtsdruck zu gewöhnen und ihn damit vertraut zu machen. Das ermöglicht dem Säugling während der geburtssimulierenden Massage in Kontakt mit sich und der Umwelt zu bleiben. Säuglinge werden von ihren Gefühlen nicht überwältigt, sondern können ihre Gefühle als einen Teil ihrer selbst und nicht als das Ausschließliche erleben. Sie sind während der geburtssimulierenden Massage ruhiger und offener für die Liebe und das Mitgefühl seitens der Familienmitglieder oder derjenigen, die die Behandlung durchführen. Wenn die Säuglinge für die empathische Kommunikation mit den Therapeuten und/oder den geliebten Menschen offen sind, kann ein Maximum an Heilung entstehen.

Viele Veränderungen ergaben sich durch die desensibilisierende Massage. Er war zu Hause viel entspannter und war auch während der Behandlungssitzungen viel ruhiger und mehr in Kontakt. Er war auch viel offener für die Liebe und das Mitgefühl seiner Eltern und von mir – er behielt seine Augen offen und hielt tiefen Augenkontakt mit uns.

Wir werden nun eine Sitzung mit geburtssimulierender Massage sehen, die vier Wochen nach der desensibilisierenden Massage durchgeführt wurde. Verschiedene Abfolgen intensiver Streichmuster wurden angewendet, die intensive, jedoch verbundene Katharsis hervorriefen. Dies ist die kritische Phase im Heilungsverlauf. Wenn der Behandelnde in Kontakt mit der emotionalen Katharsis des Säuglings bleiben kann und ihn mit Empathie und Einfühlsamkeit begleiten kann, dann kann Heilung stattfinden.

In der 16. Behandlungssitzung wurde Rs Fortschritt offenkundig. Die Musik, die Sie nun hören werden, wurde von seinen Eltern mitgebracht und in den Sitzungen mit geburtssimulierender Massage gespielt. Sie schien ihn zu beruhigen und es ihm gleichzeitig zu erleichtern, Verbindung aufrechtzuerhalten. Mit fortschreitenden Sitzungen wurde die geburtssimulierende Massage mit erhöhter Intensität ausgeübt, um den realististischen Geburtsdruck zu simulieren. Wie Sie sehen können, ist der Druck, der auf seinen Kopf ausgeübt wird, recht stark. Wenn Säuglinge den starken, simulierten Geburtsdruck ohne emotionale Reaktion ertragen können wie es hier bei R der Fall ist, ist ihre emotionale Bewältigung weitestgehend erreicht. Nach vollständiger emotionaler Bewältigung beginnt eine andere Phase der Therapie, die sog. „systematische Neugestaltung verinnerlichter Reaktionsmuster" (schematic repatterning). Dies ist eine entscheidende Phase im Rahmen der Behandlung. Wir werden als nächstes einen Ausschnitt darüber sehen.

Die Bewegungsmuster, mit denen die Kinder aus der Gebärmutter in diese Welt kommen, sind tief in das Nervensystem und in den Körper eingegraben und verbleiben dort. Diese Bewegungsmuster werden Geburtsschemata genannt. Sie können positive und dysfunktionale Auswirkungen haben. Dysfunktionale Geburtsschemata können von Mustern höchst frustrierter Bewegungsvorhaben und/oder von Bewegungsunfähigkeit geprägt sein, die eine Prädisposition für eine Vielzahl von Kindheitssyndromen hervorrufen. Damit sind u.a. Lernstörungen, Verhaltens- oder Angststörungen, Hyperaktivität, Probleme in der sozialen Kontaktfähigkeit und Schwierigkeiten durch Aggression gemeint. Wie Sie sehen können, schiebt sich R durch den simulierten Geburtskanal mit geringer Erregtheit, Angst, Furcht oder Schmerz. Die meisten sechs Monate alten Babys können das nicht ohne beträchtliche Erregtheit, Angst, Furcht oder Traurigkeit. In einer beispielhaften Untersuchung mit willkürlich ausgesuchten Säuglingen im Alter von sechs Monaten konnten 90% nicht ohne intensive Katharsis und Schreien diese Übung beenden. Ausnahmen waren Säuglinge, die durch alternative Geburtsmethoden geboren, oder Säuglinge, die während der Geburt nicht traumatisiert worden waren.

Für R waren die Erfolge positiv. Alle bestehenden Symptome wurden während des Behandlungsverlaufes geheilt und seine positiven Veränderungen hielten bis zu seiner letzten Nachuntersuchung im Alter von drei Jahren an. Allgemein gesprochen stimmten die Resultate von Rs Behandlung mit den Ergebnissen der anderen Säuglinge und Kinder, die ihre Individualtherapie beendet hatten überein (Emerson 1987, 1989).

Es ergaben sich fünf Wirkungskategorien für die 106 Säuglinge und Kinder, die im Folgenden aufgelistet werden:

1. Bestehende Symptome: Die bestehenden Symptome wurden in 92% der Fälle vollständig geheilt und diese Heilung erfolgte während des Behandlungsprozesses.
2. Heilung von pädiatrischen Erkrankungen. Wenn Krankheiten vorlagen, wurden sie in 55% der Fälle meist während des Behandlungsprozesses geheilt. Die Heilung stand in direktem Zusammenhang mit der Tiefe der Katharsis und der entgegengebrachten Empathie. Weiterhin erfolgte Heilung meist dann, wenn die Krankheiten als psychosomatisch klassifiziert wurden.
3. Grundlegende Verschiebung der Wahrnehmung und Interessen bei den Säuglingen. Grundlegende Verschiebung der Interessen, Talente und Fähigkeiten bei Kindern. 63% der Säuglinge und Kinder entwickelten im Rahmen der Therapie zuvor nicht vorhandene Verhaltensweisen und entdeckten neue Interessensgebiete, die, einmal aktiviert, unverändert bis in die Adoleszenz bzw. in das junge Erwachsenenalter (einige behandelte Kinder haben bereits das junge Erwachsenenalter erreicht) bestehen blieben. Wenn Säuglinge und Kinder ihren Schmerz und ihr Trauma aufgedeckt haben, öffnen sie auch die Tiefe ihrer Seele, in der die Impulse für die ihnen innewohnenden Interessen, Talente und Fähigkeiten eingeschlossen waren.
4. Plötzliches Auftauchen besonderer menschlicher Qualitäten. Nachdem die Säuglinge und Kinder ihre Therapie beendet hatten, wurden sie entweder von mir oder anderen bewertet. Hierbei ergaben sich übereinstimmende Feststellungen und Beschreibungen. Die häufigsten Adjektive, die den behandelten Säuglingen zugeschrieben wurden, die sie auch von nicht behandelten Säuglingen unterschieden, waren folgende:
   - sich ihrer selbst und anderer bewußt,
   - emotional wach, ausdrucksfähig und entschieden
   - ruhig, in sich gefestigt, konzentriert
   - anderen zugewandt und liebevoll
   - unaggressiv
   - voll Freude
   - strahlend
   - einzigartig
   - kooperativ
   - freundlich und vertrauensvoll
   - kreativ
   - weise
   - spirituell

- unabhängig
Es gab eine kleine Vergleichsgruppe, die aus Kindern bestand, die für die Therapie angemeldet worden waren, sie jedoch nicht begonnen hatten (der Hauptgrund lag in der geographischen Entfernung). Ich verglich behandelte mit unbehandelten Kindern und konnte feststellen, daß die behandelten Kinder über wesentlich mehr der genannten Eigenschaften verfügten als die bei unbehandelten Kinder. Wenn die Eigenschaften übereinstimmten, hatten sie die behandelten Kinder in einem größeren Ausmaß und mit größerer Beständigkeit.

5. Vorbeugung von zu erwartenden psychopathologischen Syndromen. Ich verglich behandelte mit unbehandelten Kindern und konnte feststellen, daß psychopathologische und dysfunktionale Symptome bei unbehandelten Kindern wesentlich häufiger zu finden waren.

Ich möchte Ihnen nun auf dem Video, das die Eltern aufgenommen haben, eine Nachuntersuchung von R zeigen, als er drei Jahr alt war (erhältlich bei dem Emerson Training Seminar unter dem Titel „Treating Trauma During Infancy: Forceps Trauma" vom Herbst 1995). Die Eltern beantworteten einige Standardfragen und beschrieben ihre Wahrnehmung von ihrem Kind. In vielem ähnelt ihre Beschreibung den Eigenschaften, die wir gerade gehört haben, und es gibt keine Andeutung von psychopathologischen oder dysfunktionalen Symptomen.

Die Mutter stellt ihm drei Fragen, die kaum zu hören sind: „Wie war es in Mamas Bauch?" „Erinnerst du dich an deine Geburt?" und „Wie fühlte es sich an, aus Mamas Bauch herauszukommen?" Es war das erste Mal, daß er direkt nach seiner Geburt gefragt wurde, und auch das erste Mal, daß überhaupt in seiner Gegenwart über seine Geburt gesprochen wurde. Daher sind seine Antworten wahrscheinlich von Erzähltem oder Gehörtem unbeeinflußt. Damit ist Rs Therapie abgeschlossen.

Ich möchte Ihnen nun von der Behandlung eines Kleinkindes mit Geburtstrauma berichten (nicht als Video erhältlich). D wurde im Alter von drei Jahren von seiner Adoptivmutter zur Behandlung gebracht, um ein mögliches Trennungstrauma aufzudecken. Er wurde direkt nach der Geburt adoptiert und hatte überhaupt keinen Kontakt zu seiner leiblichen Mutter gehabt. Darüber hinaus zeigte er mehrere Anzeichen einer schweren Geburt. Direkt nach der Geburt wies sein Kopf schwere Verformungen auf, in den Augen zeigten sich schwere Hämorrhagien, sein ganzer Körper war übersät mit blauen Flecken. Sein Kiefer und seine Fäuste waren über Wochen und Monate hinweg verkrampft, er schrie oft sehr ausdauernd. Außerdem litt er unter Hydroceles testis, einer vorübergehenden Entzündung der Hoden.

In meinem Anamnesebefund beurteilte ich ihn als sehr verspannt, zu einem gewissen Grade hyperaktiv, deutlich ärgerlich und aggressiv, im Sinne des Gefühlslebens gestört (d. h. er hatte kaum die Fähigkeit sich zu freuen oder Zuneigung zu zeigen) und er wehrte Berührungen ab.

Die Behandlungstechniken für Kinder entsprechen in etwa denen für Säuglinge, sie sind jedoch ausgefeilter. Für das (Klein-)Kindesalter gibt es vier Behandlungsmodalitäten, die sehr hilfreich in der Bearbeitung eines Geburtstraumas sind: Mal- und Spieltherapie, Sandkastenspiele, geburtssimulierende Spiele (es gibt ca. 150 verschiedene) und Videoreflektion. Mit Videoreflektion arbeite ich jetzt seit fünf Jahren. Sie ist in der Arbeit mit Kindern eine sehr gründliche und nützliche Technik. Ich werde ihnen nun ein geburtssimulierendes Spiel und eine Videoreflektion vorstellen.

Die Mutter war in allen Sitzungen anwesend. Vater, Schwester, Großmutter und ein Osteopath assistierten bei einigen Sitzungen.

Hier sehen Sie die Anfangsphase eines geburtssimulierenden Spiels, das ich „sich steigernde Durchtunnelung“ nenne. Bei diesem Spiel krabbelt oder bewegt sich das Kind durch eine Art Tunnel, der aus Kissen und Polstern gebaut wird und zu dem später Sofas für die seitliche Begrenzung und Teppiche für die obere Begrenzung hinzugenommen werden. Wir sehen hier das Stadium der schwachen Simulation, mit dem wir in der 8. Sitzung begonnen haben. Davor war D nicht in der Lage, irgendein Spiel zu spielen, das auch nur annähernd die Geburt nachahmte, d. h. konkret, in enge Spalten zu klettern oder durch enge Bereiche oder Tunnel zu krabbeln. Seine Bereitschaft, sich der Erforschung geburtssimulierender Spiele anzunähern, ist ein direktes Resultat aus seiner Geburtsarbeit mit den Sandkastenspielen in den ersten sieben Sitzungen. Bei geburtssimulierenden Spielen werden Strukturen verwendet, die der Geburt in zunehmender Weise gleichen. Hier führen wir gerade die schwach simulierende Durchtunnelung durch, indem wir Kissen und weite, bewegliche Durchgänge bauen, die der Eingrenzung in der Geburt entsprechen.

In dem folgenden Videoausschnitt sehen wir eine stark simulierende Durchtunnelung, bei der schwere, eng stehende und fast unbewegliche Sofas als Seitenbegrenzung und schwere Teppiche als obere Begrenzung benutzt werden, um den höchsten Intensitätsgrad ähnlich der entsprechenden Geburtsphase zu erreichen. Hier beginnen wir gerade. Kurz zuvor ist D bereits zweimal durch den Tunnel gekrabbelt. Er war dabei sehr nervös und robbte ängstlich und aufgeregt sehr schnell hindurch. Deshalb rückten wir die Sofas ein wenig auseinander und jetzt krabbelt er gerade das dritte Mal hindurch. Er wirkt wesentlich entspannter. Auf halbem Wege stoppt er für einen Moment und seine Mutter schiebt die Sofas wieder ein wenig zusammen. Sein Gesicht wurde während der ganzen Zeit gefilmt.

Kinder können Gefühle bei anderen Menschen viel leichter sehen und wahrnehmen als bei sich selbst. Wir zogen insofern Nutzen aus dieser Tatsache, als wir ihm die Videoausschnitte der oben beschriebenen Therapiephase vorführten. Das gab ihm Gelegenheit sein eigenes Gesicht objektiv zu betrachten, so als sähe er eine andere Person. Auf diese Weise konnte er seinen eigenen Ärger und später auch seine Furcht entdecken. Nachdem er seinen Ärger wahrgenommen hatte, konnte er zum ersten Mal in seinem Leben konstruktiv und auch therapeutisch mit diesem Gefühl umgehen. Dafür ist Videoreflektion gedacht. Sie erweist sich für den Therapeuten als eines der kraftvollsten Werkzeug, wenn er dem Patienten eine Möglichkeit eröffnen will, sich selbst zu entdecken.

Hier sehen wir D, während er eine Zeitlupenaufnahme seines Gesichtes beobachtet, als er gerade aus dem Tunnel herauskommt. An dieser Stelle stoppten wir das Video, damit er einen besonderen Gesichtsausdruck, der ihn am meisten interessierte, genauer studieren konnte. Wir begleiteten ihn, während er sein Gesicht anschaute. „Was siehst du in seinem Gesicht? Sind seine Augen glücklich? Sind seine Augen traurig?“ Er antwortete, er sähe Ärger in seinem rechten Auge und auch zwischen seinen Augen (dort war eine Stirnfurche).

Nun gehen wir weiter zu dem Videoausschnitt, in dem D seinen Ärger ausdrückt, den er bei der Videoreflektion entdeckt hatte. Nach Beendigung dieser Sitzung veränderten sich seine bestehenden Symptome auf dramatische Weise.

Kurz nach dieser Sitzung hatten wir unseren ersten Nachuntersuchungstermin, zu dem die Großmutter, die Mutter und D gekommen waren. Als erstes erwähnte die Großmutter, daß er aufgehört hätte, aggressiv zu sein, „... er kam zu mir und boxte mich nur einmal, sehr liebevoll, um Aufmerksamkeit zu bekommen. Nicht so wie sonst. Früher hat er viel geboxt.“

Damit endet die Behandlung von D. Ich möchte Ihnen zum Schluß noch einen Kommentar eines 15jährigen Jungen mitgeben, bei dem ein schweres Geburtstrauma vorgelegen hatte. Er vollendete die Behandlung seines Traumas im reifen Alter von einem Jahr. Zur Zeit ist er ein professioneller Musiker und beendet gerade die High-School. Er sagte: „Ja, ich erinnere mich an die Geburtsmassage und an die Gefühle, die ich zu dieser

Zeit hatte. Ich träumte tatsächlich von deinen Händen auf meinem Kopf. Während der Massagen war ich sehr verängstigt. Ich steckte wirklich fest und wußte nicht, wie ich herauskommen sollte, wie ich geboren werden sollte. Aber als wir zusammen arbeiteten, fühlte ich eine große Erleichterung in meinem Körper und ein mächtiges Aufwallen an Energie. In mir war ein gewaltiges Gefühl meinen Schmerz zu erkennen und ihn fortfließen zu sehen. Ein großartiger Raum bildete sich in mir, ein Ort ohne Gedanken, aber von einer großen Gefühlstiefe. Es erinnert mich daran, wie ich fühle, wenn ich Musik komponiere. Ich glaube, daß ich dort auch meine Fähigkeit zu lachen erhielt. Ich denke, ich begann zu jener Zeit zu lachen und habe seitdem nicht mehr damit aufgehört. Manchmal fühle ich mich heute, wenn ich Musik komponiere oder spiele, wie damals während der Geburtsmassage." „Und wie ist das?", frage ich. „Überwältigend!" antwortete er und ging lachend davon.

Herzlichen Dank dafür, daß ich Ihnen meine Arbeit und meine Hoffnung für die Kinder von heute und für die Kinder der Zukunft vorstellen durfte.

Fragen aus dem Publikum

F: Wie äußert sich eine Beschneidung als Trauma?
A: Es zeigt sich auf sehr unterschiedliche Weise. Es entwickelt sich kein typisches Syndrom, aber die Säuglinge und Kinder zeigen eine stärkere Reaktion auf eine Massage um den Bauchnabel herum oder im Bauchbereich und sie scheinen ein wenig erregter und ängstlicher zu sein. Aber das sind keine sicheren Zeichen, weil es genausogut eine Kolik oder Blähungen oder etwas ganz anderes sein könnten. Ja, ich habe mit einigen Kindern gearbeitet, die beschnitten wurden. Und ich habe meine eigene Beschneidung während einer Regression in meiner eigenen Therapie wiedererlebt. Es war sehr schmerzhaft und es haben sich daraus grundlegende Persönlichkeitsstrukturen entwickelt, die in gewisser Weise dysfunktional sind. Mich diesem Thema zu stellen, half viel.

F: Gibt es außer Ihnen noch andere Pränataltherapeuten?
A: Bis jetzt gibt es einige, die in Ausbildung sind, und einige, die ihre Ausbildung bereits abgeschlossen haben. Wenn sie mich direkt ansprechen, kann ich Ihnen einige Namen nennen.

F: Arbeiten die Mütter und Väter mit den Säuglingen und Kindern?
A: Empathie ist das wichtigste Handwerkszeug, um besonders mit Säug-

lingen, aber auch mit Kindern zu arbeiten. Deshalb versuchen wir immer, die Person mit der innerlichsten Verbindung, die Person mit der meisten Empathie mit dem Säugling arbeiten zu lassen. Und ich bin natürlich zur Supervision und um zu helfen anwesend. Wir haben ganz klar herausgefunden, daß die Person mit der stärksten Verbindung die Arbeit tun muß.

F: Ich bin ein wenig verwirrt. Wenn z. B. der Vater die Massage (an Säugling oder Kleinkind) durchführt und es der Vater ist, der mehr und mehr Druck ausübt, um das Kind zurück in die traumatische Situation zu versetzen, dann erscheint mir, daß sich im Bewußtsein des Kindes eine Verbindung zwischen dem Trauma, das sein Vater gerade wiedererlebt, und ihm entwickelt. Nach meiner Ansicht müßte dies negative Gefühle gegen den Vater hervorrufen, sodaß sich an dieser Stelle ein Beziehungsproblem einstellt.

Im gleichen Zusammenhang habe ich Probleme in Bezug auf die Hände: Das sind die Hände, die mich geliebt haben, die mich in diese Welt getragen haben. Das sind die Hände, die mich gestreichelt haben, und nun verursachen sie mir Schmerz.

Ich habe das gleiche Problem mit der Musik. Da wird diese wunderschöne Musik gespielt und plötzlich fühle ich diesen Schmerz auf meinem Kopf und die Musik verliert ihre Schönheit, aber ist trotzdem mit dem Schmerz verbunden. Deshalb frage ich nach der Verknüpfung mit dem Elternteil, der mir Schmerz zufügt. Und was ergibt sich daraus langfristig in der Beziehung zwischen Kind und Vater?

Und wenn ich gerade noch etwas hinzufügen darf? Ich war beunruhigt über den Vater, der zu demonstrieren schien: „Schau, ich kann das mit meinem Kind machen und kann meine Hände überall an ihn legen, ohne daß er reagiert. Schau, wie gut er damit zurecht kommt.“ Auf mich wirkte das depersonalisiert. So wie es immer ist: „Schau, wie gut ich meinen Hund dressiert habe!“ „Schau, wie gut er gehorcht“. Das hat mich geärgert.

A: Ich meine, dies sind sehr wichtige Kommentare und Fragen. Die fragende Person spricht über eine Ebene des Lernens, die assoziatives Lernen genannt wird. Erstens, wäre dies die einzige Ebene im Behandlungsverlauf, dann würden wir tatsächlich das Kind erneut traumatisieren und ihm im gewissen Sinne beibringen, daß Papa und Mama Schmerz bereiten. Aber was wir tatsächlich tun, und was ich Ihnen im Vortrag vorenthalten habe, ist, daß wir einen therapeutischen Vertrag mit dem Kind abschließen. Das mag sich für manche von Ihnen dumm anhören, aber wir setzen die Arbeit nie fort, ohne mit dem Kind gesprochen zu haben und den Eindruck von den Eltern und dem Kind gewonnen zu haben, daß es richtig ist, die Arbeit fortzuführen. Wenn wir das OK nicht erhalten, machen wir nicht weiter.

Zweitens, wenn Sie auf der genannten Ebene arbeiten, dann besteht eine wunderschöne Qualität von Gegenseitigkeit zwischen Säugling oder Kind und Eltern. Sie können es richtig sehen, wenn Sie die Eltern bei der Arbeit mit ihren Kindern beobachten. Es wird ganz offensichtlich, daß im Gegensatz zu: Papa bereitet mir Schmerz, in Wirklichkeit eine Atmosphäre besteht: Papa hilft mir, mich an meinen eigenen Schmerz zu erinnern und ist die ganze Zeit bei mir. Und endlich ist zum ersten Mal in meinem Leben jemand bei mir in meinem Kummer. Das ist die Essenz von Heilung.

Ihre Kommentare sind sehr wichtig und sollten allen Eltern und Menschen, die diese Arbeit durchführen, mitgegeben werden. Vielen Dank.

Größtmögliche Förderung seelischer Anlagen bei Säuglingen und Kindern

A. Ein Überblick über Behandlungstechniken und Forschungsergebnisse

Zunächst möchte ich Herrn Dr. Thomas Verny und der PPPANA für die Einladung danken, meine Behandlungsmethoden bei traumatisierten Säuglingen und Kindern vorstellen zu können. Ein weiterer Dank und Anerkennung an alle Helfer, die mit ihrer umfassenden Arbeit den 5. Internationalen Kongreß ermöglicht haben. Vielen, vielen Dank.

Die gezeigten Videos sind während laufender Behandlungssitzungen aufgenommen worden. Sie dienen vornehmlich der Veranschaulichung therapeutischer Interaktion, deshalb entsprechen sie in weiten Teilen kommerziellen Ansprüchen nicht. Ich bitte Sie um Verständnis.

Die beteiligten Personen haben ihre Erlaubnis zur Vorführung des Videomaterials gegeben und bitten um vertraulichen Umgang.

Trauma und Traumaheilung

In den letzten 25 Jahren meiner Behandlungs- und Forschungstätigkeit habe ich viele tausend Kinder aus psychologisch gesunden Familien behandelt und beobachten können. Kinder, die psychopathologische Symptome oder Lernstörungen oder andere größere oder kleinere Funktionsstörungen aufwiesen, obwohl scheinbar kein Grund vorlag. Unglücklicherweise entwickelten viele dieser Kinder, von den Eltern unbemerkt, Symptome durch ungelöste Traumata. Traumata haben sehr unterschiedliche Ursachen, aber einfach ausgedrückt sind sie negative Erfahrungen, die die kindliche Psyche überfluten. Sie können in jeder Lebensphase geschehen, von der Empfängnis bis hin zum Tod, je früher sie jedoch passieren, desto einschneidender wirken sie. Häufige Ursachen sind Unfälle, Verletzungen, Krankheiten und Operationen. Physischer, sexueller, psychologischer und Drogenmißbrauch nehmen stetig zu und haben verheerende Auswirkungen. Auch unerwünschte oder ungewollte Schwangerschaft, Gedanken

---

Transkription des Vortrages und eines Workshops auf dem 5. Internationalen Kongreß der PPPANA, Atlanta, GA, 1991.

an oder sogar Vorkehrungsmaßnahmen für eine Abtreibung, medizinische Eingriffe während der Schwangerschaft, jede Form von innerfamiliärer Krise, Frühgeburt und die Geburt selbst sind Auslöser für Traumata und wir können ihnen häufig im Behandlungszimmer begegnen. Traumata werden durch folgende Schritte bewältigt: Aufdecken der traumatischen Erinnerungen, Integration in das Bewußtsein und ihre Befreiung durch fühlendes Erleben, die sogenannte Katharsis.

Wahlmöglichkeiten

Ebenso wichtig ist es, innerhalb des Behandlungsverlaufs Wahlfreiheit zu haben. Den Kindern wird in den Behandlungssitzungen immer wieder die Entscheidung überlassen, ob sie den Prozeß fortsetzen oder beenden wollen, um ihnen eine Kontrolle über die Tiefe der Begegnung mit den traumatischen Inhalten an die Hand zu geben. Bei der Behandlung von Säuglingen werden die traumatischen Erinnerungen häufig über körperliche Berührung aktiviert, dabei bestimmen die Säuglinge Intensität und Dauer der Berührung. Als Therapeut sollten Sie sorgfältig auf nonverbale Zeichen der Abneigung und Zurückweisung achten und die Behandlungsmethode dementsprechend modifizieren. Das können Sie hier in diesem Videoausschnitt sehen. Zu Beginn halte ich meine Hände in einem gewissen Abstand von ihrem Kopf und sie versucht meine Hand mit ihrer rechten Hand fernzuhalten. In zehnminütigen Abständen, in denen ich kontinuierlich ihre nonverbale Zurückweisung der Berührungen akzeptiere, erhöht sich ihre Bereitschaft Berührungen zuzulassen. Zunächst nur einige Sekunden lang, dann schiebt sie meine Hand wieder fort, danach kann ich den physischen Kontakt verstärken, nach ca. 30 Minuten fühlt sie sich bei direkten Berührungen sicher genug, sodaß sich über Berührung ihre Geburtsgefühle und Geburtserinnerungen aktivieren lassen. Beachten Sie ihre Kooperationsbereitschaft, indem sie sich mit ihrem Körper in eine Geburtshaltung begibt und sich auf diese Weise aktiv an der Stimulierung der Geburtsgefühle und -erinnerungen beteiligt.

Momentaufnahmen aus dem Behandlungsverlauf

Als Nächstes möchte ich Ihnen einige kurze Sequenzen aus der gesamten Behandlungsphase zeigen. Sie sollen Ihnen einen Einblick in den

Behandlungsprozeß und die Behandlungsinhalte geben. Die Behandlungsmethoden wurden, sofern nicht anders vermerkt, von mir selbst entwickelt.

Die ersten Ausschnitte zeigen die Behandlungsmethode bei Adoptionstrauma. Die Hauptthemen bei Adoptionstrauma sind unerwünscht zu sein und verlassen worden zu sein. Diese Gefühle kommen im Behandlungsverlauf im wesentlichen durch Rollenspiel und/oder spontanes Ausagieren der adoptierten Kinder zum Ausbruch. Sam, ein 18 Monate alter adoptierter Junge, den wir hier kurz sehen werden, agierte seine Verlassenheitsgefühle an seinen Adoptiveltern aus. Jedes Mal, wenn er unglücklich war, weinte er voller Trauer und wendete sich gleichzeitig von seinen Eltern ab oder lief weg. Wenn sie ihn nehmen wollten oder ihn verfolgten, verstärkte sich sein Rückzug und seine Neigung fortzulaufen, deshalb wurden die Eltern gebeten, diese Regungen eine Weile zu unterdrücken. Hier können Sie seinen Rückzug und sein Weggehen sehen. Er zeigte noch ein anderes Symptom, welches bei einem Adoptionstrauma typisch ist. Er wollte oder konnte sich nie gestatten, körperlich gehalten oder getröstet zu werden, selbst wenn er darum gebeten hatte. Dieses Symptom wird taktiler Abwehrmechanismus genannt. Seine Behandlung umfaßte drei Handlungslinien: solange zu warten, bis er selbst danach fragt, gehalten zu werden; ihn zu halten und ihm Mitgefühl zu zeigen; ihn loszulassen, sobald er die Worte „nein, nein, nein“ äußert. Nach einigen Sitzungen in dieser Art ließ er zum ersten Mal in seinem Leben zu, gehalten und getröstet zu werden. Empathie hat den wichtigsten Anteil an einer Behandlung. In diesem Videoausschnitt haben wir zwei Sequenzen, die Empathie erfordern. Die eine zeigt seinen Widerstand gegen das Gehalten-Werden, die andere seine Verlassenheitsgefühle, die spontan auftauchten. Achten Sie darauf, wie unwohl er sich fühlt, gehalten zu werden und wie sehr er sich dagegen sperrt. Obwohl er sich an dieser Stelle nicht so verhält, befreite er sich üblicherweise mit den Worten „nein, nein nein“ aus einer Umarmung. Nach fünf Minuten der empathischen Anteilnahme konnte er eine Umarmung und gesprochenen Trost zulassen.

Viele Adoptivkinder wie Sam entwickeln sehr früh ein unrealistisches Selbstbild von sich als einem unabhängigen Menschen, der keinen Beistand braucht. Dieses unrealistische Selbstbild bleibt sogar nach kathartischem Erleben der traumatischen Erinnerungen bestehen. Eine Modifikation der Selbsteinschätzung wird durch die sog. Videoreflektionsmethode ermöglicht: Adoptivkinder sehen Videoausschnitte aus ihren Behandlungssitzungen, in denen sie gehalten und getröstet wurden. Wenn sie sich in dieser Weise sehen, werden sie traurig und haben Mitgefühl mit ihrer eigenen Zwangssituation, dabei lernen sie sich selbst als einen Menschen zu akzeptieren, der – wie jeder andere – in kummervollen Phasen Liebe und Unterstützung braucht. Hier können sie Sam bei einer Videoreflektion sehen. Nach den Sitzungen, die Sie gerade gesehen haben, kam Sam zur Freude seiner Eltern immer wieder, um sich halten zu lassen und die Zuneigung seiner Eltern zu spüren. Die Mutter schreibt diesen Erfolg den therapeutischen Maßnahmen zu.

Als Nächstes möchte ich Ihnen die Behandlung von Geburtstraumata vorstellen, die sich im Wesentlichen auf die Methode der geburtssimulierenden Massage stützt. Dabei werden bestimmte Muster des Streichens mit den Händen und besondere Formen des Haltens angewendet, die den Druck der Gebärmutter und des mütterlichen Beckens genau nachahmen, wodurch Geburtsgefühle und Geburtserinnerungen aufgedeckt werden. Diese körperlichen Berührungen sind sanft und übersteigen selten den Druck einer behutsamen Entspannungsmassage.

Hier sehen sie die Behandlung eines weiblichen Säuglings. Während der Geburt war die Nabelschnur fest um ihren Hals gewickelt und hinderte sie daran, tiefer zu sinken. Zum Zeitpunkt der Behandlungsaufnahme waren deutliche Anzeichen von Angst und Furcht wahrzunehmen. Im Kopfbereich zeigte sich während der geburtssimulierenden Massage besonders in ihren Augen deutlich Furcht und im Halsbereich, um den die Nabelschnur festgezogen und zusammengequetscht war, wurden Erregtheit und Ängstlickeit ausgelöst. Da sie von Geburt an massiert worden war, war sie an Streicheln und Berührungen sehr gewöhnt. Die Gefühle, die sie hier sehen können, sind Geburtsgefühle, die durch die bestimmte Körperregion und die spezielle Massagetechnik aktiviert wurden. Nach wenigen Sitzungen dieser Art war ihr Geburtstrauma geheilt. In der häuslichen Atmosphäre verkürzten sich ihre Schreiphasen deutlich und hörten zuletzt ganz auf. Angst und Furcht verschwanden und sie entwickelte sich zu einem ruhigen Kind.

Im kommenden Videoausschnitt sehen Sie einen dreieinhalbjährigen Jungen. In schnell aufeinanderfolgendem Ablauf werden Sie ihn sehen, wie er ängstlich einen nachgestellten Geburtskanal durchkrabbelt, seinen Ärger bei einer Videoreflektion entdeckt und dann seinem geburtsbezogenen Ärger in einem Sandkasten bzw. simulierten Geburtskanal freien Lauf läßt. Nach diesen Sitzungen nahmen seine Hyperaktivität und Aggressivität drastisch ab, Konzentrationsfähigkeit und Zeichen von Zuneigung jedoch signifikant zu.

Inkompetenzsyndrom

Nun möchte ich Ihnen ein häufiges Symptom bei noch ungelöstem Trauma beschreiben, das ich Inkompetenzsyndrom nenne. Dieses Syndrom äußert sich in der überdurchschnittlichen Verwendung des Satzes „Ich kann nicht". Diese Wörter werden von traumatisierten Kindern, auch von bereits behandelten, viermal häufiger benutzt als von untraumatisierten Kindern. Die Kinder äußern diesen Satz mit dem Brustton der Überzeugung, stark gefühlsbeladen oder weinend, sie brauchen ihn bei Tätigkeiten, die sie bereits können, oder auch im Erlernen neuer Aufgaben und neuer Entwicklungsschritte. Das ständige Wiederholen führt zu mangelndem Selbstvertrauen, also einem Inkompetenzsyndrom. Im folgenden Videoausschnitt wird dieser Zusammenhang an einem dreieinhalb Jahre alten Jungen veranschaulicht, der in seinem Bemühen, das Fahrradfahren zu erlernen, nicht vorwärts zu kommen scheint, obwohl er auf realer Ebene völlig in der Lage ist ohne Hilfe vom Bordstein wegzufahren. Dieses Syndrom hat seinen Ursprung in traumatischen Umständen, in denen das Kind machtlos war. So sind z. B. adoptierte Kinder gänzlich unfähig Verlassenheitsgefühle zu unterbinden, und von der Geburt traumatisierte Babys können nicht ohne Schmerz und Hemmung durch einen gestellten Geburtskanal robben. Um dieses Inkompetenzsyndrom zu korrigieren, werden den Säuglingen und Kindern in simulierten Traumasituationen Erfolgserlebnisse ermöglicht. Um es deutlicher zu machen: Frühgeborenen Kindern wird die Chance gegeben, sich gegen simulierte medizinische Eingriffe zur Wehr zu setzen oder adoptierten Kindern wird die Möglichkeit gegeben, das Verlassenwerden zu verbieten oder von der Geburt traumatisierten Kindern wird ermöglicht, sich gegen die Kontraktionen der Wehen zu wehren und erfolgreich durch einen simulierten Geburtskanal hindurchzustoßen. Hier sehen wir die Rekonstruktion und Umgestaltung eines Geburtstraumas bei einem sechs Monate alten Jungen, der während der Geburt schwer traumatisiert worden war. Vor der Traumaheilung war er entweder unfähig in den simulierten Geburtskanal hineinzukrabbeln oder er mußte sehr heftig dabei weinen. Inzwischen kann er den Geburtskanal ohne nennenswerte emotionale Reaktion durchqueren. Als nächstes sehen wir ein 18 Monate altes Mädchen durch den Geburtskanal kriechen. Zu Beginn war sie zu verängstigt, um überhaupt einen Versuch zu unternehmen, die Heilung ihres Traumas gab ihr jedoch neue Lösungsansätze. Dies ist eine ihrer triumphalen Reisen. Wenn Traumata auf diese Weise rekonstruiert werden und eine Neuinszenierung erfahren, wird das Inkompetenzsyndrom gemildert und/oder es wird einer Entwicklung dahingehend vorgebeugt, daß Sätze wie „Ich kann das nicht“ an Häufigkeit und Macht verlieren.

Voraussetzungen für Behandlung und Forschung

Nun möchte ich Ihnen gern die Forschungsbedingungen aufzeigen und die Ergebnisse aus den Behandlungseinheiten zusammenfassen. Um die Auswirkungen von Behandlungsmaßnahmen bewerten zu können, wurden traumatisierte Kinder willkürlich ausgewählt und in Gruppen von behandelten und unbehandelten Kindern aufgeteilt. Beide Gruppen wurden über einen Zeitraum von 16 Jahren beobachtet und getestet. Aus der Gruppe der behandelten Kinder wurden 70% wegen eines vorliegenden Geburtstraumas und der Rest wegen der unterschiedlichsten Traumata einer Behandlung unterzogen. Die Sitzungsfrequenz lag pro Trauma bei einem Durchschnitt von 8 bis 17 Sitzungen, in Abhängigkeit von der Anzahl und Schwere der Traumata und dem Alter der Kinder zum Zeitpunkt der Behandlung. Über die Hälfte der Kinder wurde bereits im Säuglingsalter behandelt. Alle Kinder entstammten psychologisch gesunden Familien.

Ergebnisse

Über die Behandlungstechniken und ihre Wirkungen wurde kürzlich sowohl in zwei Zeitschriften als auch in zwei Videos berichtet, die hier in der Kongreßbuchhandlung erhältlich sind. Weitere Informationen finden sich in bisher unveröffentlichten Manuskripten. Die Wirkungsweise der Behandlungsformen ist vielfältig und hat sich bewährt. Im Verlaufe der Behandlungen verbesserten sich einerseits typische Säuglingssymptome wie z. B. nächtliches Erwachen, Magen-Darm-Störungen, Probleme bei der Nahrungsaufnahme, Koliken, verlängerte oder plötzliche Schreiphasen, und andererseits lösten sich Probleme des frühen Kindesalters, die mit unverarbeiteter Traumatisierung in Zusammenhang standen, wie z. B. Aggressivität, Schwierigkeiten in der Sozialisation, Drogenmißbrauch, Lernstörungen. Während der Behandlungsperioden wurden die vorliegenden Symptome in über 90% der Fälle völlig geheilt, bei den pädiatrischen Symptomen lag die Heilungsrate bei über 50%. In den Nachuntersuchungen zeigten sich traumabezogene Symptome in weniger als 1%. Zu meiner großen

Überraschung erwies sich die Behandlung quasi als Übungsfeld für bestimmte Fähigkeiten und Eigenschaften, die dem Behandlungsprozeß innezuwohnen schienen. Behandelte Kinder verfügten in einem größeren Maße über diese Qualitäten, zu denen Selbstbewußtsein, Bewußtheit ihrer Gefühle, Fähigkeit ihre Gefühle zu äußern, Fähigkeit emotionale Angelegenheiten zu klären, Mitgefühl, Empathie, Vertrauen, ein positives Selbstbild, Wahrnehmungsfähigkeit und Selbstsicherheit (Fähigkeit zur Selbstbehauptung) gehören, außerdem waren sie angstfreier, weniger zornig und weniger aggressiv. Für den Rest des Vortrages möchte ich Ihnen eine Ergebniskategorie vorstellen, die bisher noch keine Erwähnung fand, nämlich das Aufbrechen von einzigartigen menschlichen Fähigkeiten.

Besondere menschliche Fähigkeiten

In meiner anfänglichen Forschungstätigkeit war ich ausschließlich auf Symptombeseitigung fokussiert und völlig blind für wichtige Veränderungsvorgänge, die mir Eltern und Kinder zu zeigen versuchten. Lediglich andeutungsweise hörte ich, was sie mir vermitteln wollten, nämlich daß während oder kurz nach der Heilungsphase des Traumas in beeindruckender Weise besondere menschliche Qualitäten zum Vorschein kamen, nur dem Kinde zugehörende Interessen, Talente und Fähigkeiten. Nur langsam verstand ich, daß durch den Behandlungsprozeß nicht nur das Trauma behandelt wurde, sondern sich gleichzeitig die Psyche für eine vorher nicht dagewesene Tiefe öffnete. Ich entdeckte nach und nach, daß genau diese Seelentiefe die Keime und grundlegenden Impulse in sich trägt, die dieses einzigartige menschliche Potential, diese einzigartigen Interessen, Talente und Fähigkeiten zum Blühen bringen. Wenn kein Trauma ihren Blick verstellt und kein Hindernis auf dem Weg liegt, können diese Talente und Fähigkeiten in das Bewußtsein und in die Selbstwahrnehmung dringen, wo sie erkannt werden und nach ihnen gehandelt wird. Die Befreiung von Traumata bringt die Befreiung latent vorhandener Interessen, Talente und Fähigkeiten mit sich, die das Potential unserer wahren Größe repräsentiert.

Um das Erwachen menschlichen Potentials während der Behandlung quantifizieren zu können, haben wir die Eltern befragt, ob ihre Kinder während oder kurz nach der Traumaheilung neue Interessen entwickelt haben, und wenn ja, in welcher Häufigkeit, Intensität und zu welchem Fertigkeitsgrad. 67% der behandelten Kinder wurden in Bezug auf die Entwicklung neuer Interessen in Häufigkeit und Geschicklichkeitsgrad sehr hoch eingestuft, im Vergleich zu 4% der Vergleichsgruppe. Die behandelten Kinder behielten diese Interessen bei, intensivierten sie sogar während der 17 Jahre dauernden Nachuntersuchungen (bis 1991), wohingegen bei den Kindern der Vergleichsgruppe das Interesse für ihre einzigartigen Fähigkeiten erlahmte.

Die nun folgenden Videoausschnitte zeigen die einzigartigen Qualitäten eines fünfjährigen Jungen namens WJ. Er ist der Fahrradfahrer, den wir ein wenig früher gesehen haben. Er wurde als Säugling wegen eines Operationstraumas und im Kleinkindalter wegen seines Geburtstraumas behandelt. Während der Heilungsphase seines Traumas im Kleinkindesalter äußerte er deutlich eine Vorliebe für klassische Musik. Zudem begann er sich für Bälle jeglicher Art zu interessieren und quengelte oft solange, bis man sie ihm gab. Er konnte Bälle werfen, bevor er laufen konnte, und spielte zwischen dem 1. und 5. Lebensjahr durchschnittlich 65 Minuten pro Tag mit Bällen. Sein Interesse für Ballspiele entwickelte sich ohne Initiative oder Ermutigung seiner Eltern. Von einem Entwicklungspsychologen wurden seine Fähigkeiten im Ballspiel bei 99 angesetzt, d.h., daß von 100 Kindern seines Alters 99 geringere Geschicklichkeit aufwiesen als WJ.

Er bat mich, ihm Baseball und Soccer beizubringen. Hier sehen wir ihn im Alter von dreieinhalb Jahren bei drei erfolgreichen Schlägen, d.h. er schlägt den Baseball mit der Schlagkeule zurück. Normalerweise entspricht dieses Können dem Entwicklungsstand eines siebenjährigen Kindes. Hier sehen wir ihn, gerade fünf Jahre alt geworden, in einer Zeitlupenaufnahme, wie er den Baseball fängt und abwirft. Im nächsten Filmausschnitt spielt WJ mit viereinhalb Jahren Soccer mit einem gleichaltrigen Jungen. Beachten Sie den unterschiedlichen Geschicklichkeitsgrad zwischen den beiden Jungen. Hier, ebenfalls mit viereinhalb Jahren, sehen wir ihn mit einem erstklassigen siebenjährigen dribbeln. In diesem Ausschnitt spielt WJ Team-Soccer. Er ist die Nummer 3 im blauen Trikot. Obwohl er mit Abstand zu jung war, wurde er in die City Soccer League aufgenommen und wurde ein frühreifer Stürmer. Hier sehen wir ihn nochmals in Zeitlupe, wie er den Ball zurückerobert, dribbelt und den Ball abgibt. Neben seinen sportlichen Aktivitäten liebte er klassische Musik. Deshalb begann er mit drei Jahren Violine zu spielen und gab schon in demselben Jahr sein erstes Solokonzert, weitere Konzerte in den zwei folgenden Jahren. In der Vorschule (preschool) waren seine sozialen und intellektuellen Fähigkeiten eher durchschnittlich, im Kindergarten jedoch herausragend. Für spezifische Talente ist nicht ungewöhnlich, daß besondere Begabungen auch das soziale Verhalten verbessern und die intellektuelle Entwicklung beschleunigen.

Menschliche Qualitäten in der Säuglingszeit

WJs Interesse an Spielbällen wurde während der Behandlungsperiode im Kleinkindalter geweckt. Für mich war erstaunlich, daß auch Säuglinge ihnen eigene Interessen und Talente manifestieren.

Von den behandelten Säuglingen richteten 63% während der Zeit ihrer Traumaheilung ihre Aufmerksamkeit auf neue Schwerpunkte im Vergleich zu 15% der unbehandelten Kinder der Vergleichsgruppe. Diese veränderten Neigungen hatten Bestand bis in die Kindheit und sogar bis in das Erwachsenenalter, wo sie sich zu spezifischen Interessen, Talenten und/oder Fertigkeiten ausbildeten. Ein Kind z. B. entwickelte während der Auflösung seines Traumas ein spontanes Interesse an Formen und Farben und begann kurz darauf, mit Gegenständen besonderer Form und Farbe zu spielen. Mit neun Monaten war sie für ihr Alter mit ungewöhnlichen Tätigkeiten beschäftigt (ich erfuhr davon erst in einer der Nachuntersuchungen). Ihre Eltern erzählten, daß ihre Tochter sehr gerne mit Klötzen hantierte und sehr gerne malte. Sowohl ihre Eltern als auch ihr Vorschullehrer beurteilten ihre Fähigkeiten in diesem Bereich als herausragend. Ein beratender Psychologe stufte ihre Geschicklichkeit im Spiel mit Bauklötzen auf über 90% ein. Seit ihrem 9. Lebensmonat beschäftigt sie sich durchschnittlich 1 Stunde pro Tag mit künstlerischen Tätigkeiten oder mit ihren Klötzen.

Säuglinge ohne traumatische Erlebnisse

Um Ihnen eine Vorstellung davon zu geben, was ohne Traumatisierung möglich ist, möchte ich Ihnen von einer Studie berichten, die Marcelle Geber erstellt hat. Sie wurde im Jahre 1956 im „Journal of Social Psychology“ veröffentlicht. Geber reiste nach Afrika, um dort den Grad an Intelligenz bei Babys zu untersuchen. Wegen der ausgeprägten Armut erwartete sie nur geringe Intelligenz, begegnete jedoch zu ihrer Überraschung den frühreifsten und intelligentesten Babys, die sie bisher gesehen hatte. Zur Festlegung der außergewöhnlichen Intelligenz dieser Säuglinge stellte sie einen Entwicklungstest mit sechs Standarduntersuchungen auf. Die Ergebnisse sind hier mit veranschaulichenden Fotografien dargestellt und der durchschnittliche Entwicklungszeitraum für westliche Babys ist hinzugefügt.

Test 1: Die Babys werden in eine sitzende Position gezogen und können dabei ihren Kopf aufrecht halten. Der Durchschnitt für westliche Babys liegt bei 42 Tagen, der für Gebers Babys bei 3 Tagen.

Test 2: Die Babys werden an den Unterarmen gehalten, sie halten Kopf und Nacken aufrecht und behalten gleichzeitig Augenkontakt. Der Durchschnitt für westliche Babys liegt bei 56 Tagen, der für Gebers Babys bei 2 Tagen.

Test 3: Eigenständiges Sitzen. Der Durchschnitt für westliche Babys liegt bei 20 Wochen, der für Gebers Babys bei 7 Wochen.

Test 4: Einen runden Bauklotz aus einem rechteckigen Formbrettchen herausnehmen. Der Durchschnitt für westliche Babys liegt bei 11 Monaten, der für Gebers Babys bei 5 Monaten.

Test 5: Mit Unterstützung stehen. Der Durchschnitt für westliche Babys liegt bei 9 Monaten, der für Gebers Babys bei 5 Monaten.

Test 6: Auf ein stehendes Objekt frei zugehen. Der Durchschnitt für westliche Babys liegt bei 15 Monaten, der für Gebers Babys bei 7 Monaten. Zudem berichtete Frau Geber, daß ihre Babys auch im Sinne von Wohlergehen und emotionaler Sicherheit außergewöhnlich waren. Die Babys lächelten häufig und strahlten dabei. Weinen existierte tatsächlich nicht.

Womit erklärte sie die Überlegenheit dieser Säuglinge? Mit dem Nicht-Vorhanden-Sein eines Traumas. Alle Babys entgingen dem Trauma einer Klinikgeburt. Sie wurden in ihrem Zuhause, auf den Feldern oder wo auch immer die Mutter zur Zeit der Geburt gerade war, geboren. Es wurden Blutuntersuchungen zum Nachweis von Streßhormonen durchgeführt, die bestätigten, daß die Babys durch die Geburt keine Traumatisierung erfahren hatten.

Geber untersuchte auch eine Babygruppe derselben Gemeinde, die in erst kürzlich nach westlichen Maßstäben eingerichteten Krankenhäusern entbunden wurden. Diese Babys hatten erhöhte Streßhormonwerte, zeigten sich in keiner Weise frühreif und entsprachen in Entwicklungsstand und Verhalten den westlichen Babys. Sie weinten häufig, lächelten wenig und hatten einen unregelmäßigen Schlaf.

Pilotstudie

Vor einiger Zeit initierte ich eine vergleichende Studie über Babys nach Traumaheilung und Babys ohne Trauma. Durch die Geburt traumatisierte Babys wurden behandelt und gleichzeitig denselben Tests unterzogen, die Frau Geber benutzt hatte. Bis jetzt sind die Resultate vielversprechend. Zu Beginn der Behandlung waren die intellektuellen Leistungen der Babys dem Durchschnitt entsprechend. Mit fortschreitender Therapie verbesserten sich die intellektuellen Fähigkeiten jedoch, um schließlich mit den Babys von Frau Geber gleichzuziehen. Diese und meine anderen Forschungsunterlagen befinden sich zur Einsicht im Forschungsinstitut von Dr. Sallenbach in Seattle und bei Drs. McCarthy und Castellino in Santa Barbara, Kalifornien.

Abschließende Bemerkungen

Zum Schluß möchte ich Ihnen noch einige Bilder von K und WJ zeigen und ergänzend einige meiner Beobachtungen wiedergeben. Im Laufe meiner langjährigen Behandlungstätigkeit bei Säuglingen und Kindern ist mir eine interessante Korrelation bewußt geworden; wenn auch frühe Traumata die größten Schäden hinterlassen, so bringt eine frühzeitige Behandlung auch die größte Heilung mit sich. Je früher mit einer Behandlung begonnen wird, desto wahrscheinlicher kann das ganz eigene menschliche Potential befreit werden und sich festigen. Darüber hinaus wurde mir deutlich, daß ein Trauma erfahren zu haben, auch gewisse Vorteile hat. Wenn Kinder ihrem eigenen Schatten, ihren traumatischen Schmerzen, der Tiefe ihres Charakters begegnet sind, offenbart sich eine Persönlichkeit, die ich bei Kindern ohne Trauma bisher nicht gesehen habe. Dieses Foto von WJ aus einem Zeitungsartikel über dasselbe Thema zeigt beispielhaft einen charakterlichen Ausdruck, den ich bei vielen anderen behandelten Kindern wahrgenommen habe. Longfellow äußerte eine passende Bemerkung, indem er sagte: „Nichts formt den Charakter mehr als Leiden“. Letztlich wird offenkundig, daß das Lösen von Traumaerfahrungen das Auftauchen und die Entwicklung einzigartiger menschlicher Qualitäten fördert. Die eigenen Interessen und Talente, die wir bei K und WJ gesehen haben, sind für Kinder charakteristisch, die wegen eines Traumas behandelt wurden. Diese Neigungen und Fähigkeiten sind selbstgesteuert und bedürfen keiner elterlichen Initiative, Ermutigung oder Unterstützung. Überdies bleiben sie bis ins Erwachsenenalter bestehen, wo sie organisierende Kräfte für die Persönlichkeit übernehmen und häufig in herausragender Weise fortgeführt werden. Die Behandlung von Traumata prognostiziert Charaktertiefe, Außergewöhnlichkeit und eine grundlegende Verwirklichung der jedem Individuum innewohnenden, einzigartigen Qualitäten.

B. Ein Workshop

Dies ist ein Grundkurs und der Vorteil, an diesem Workshop teilzunehmen, auch für diejenigen, die bereits andere Workshops und Ausbildungen mitgemacht haben, sind die breitgefächerten Inhalte. Er gibt einen Ausblick auf die Möglichkeiten des gesamten Behandlungsgebietes und es werden einige sehr einfache und klare Beispiele vorgestellt. Für mich selbst ist immer hilfreich, einen Basiskurs abzuhalten, weil er mich an das Grundlegende erinnert. Deshalb hoffe ich, einige wertvolle Informationen weitergeben zu können und auch eine vergnügliche Zeit zu haben, denn ich denke, daß Freude und Arbeit zusammengehören sollten.

Zunächst möchte ich über den Anwendungsbereich sprechen: wenn Sie mit Säuglingen, Kindern und Teenagern oder aber mit dem inneren Säugling oder dem inneren Kind bei Erwachsenen arbeiten wollen, sind die vorgestellten Techniken und Herangehensweisen für alle diese Menschen geeignet. Von daher werde ich zuallererst darüber sprechen, was diese Arbeit für denjenigen, der daran interessiert ist, diese Arbeitsweise zu benutzen, beinhaltet. Ich werde über die häufigsten Traumata berichten, die sich bei den verschiedensten Menschen zeigen und was mit ihnen zu tun ist.

Ich möchte über die Wichtigkeit von Mitgefühl, den Sinngehalt von einfühlender Anteilnahme und Empathie sprechen, weil gerade das sehr wichtig ist. Dann werde ich einige grundlegende Techniken vorführen, die Sie mitnehmen und an Ihren Neffen, Nichten oder irgendeiner anderen Person ausprobieren können. Ich möchte hinzufügen, daß einige Techniken besonders wertvoll sind, ich könnte tatsächlich nicht ohne sie auskommen. Aber genaugenommen, ist das, was ich tue und was wir alle in der Welt tun sollten, überhaupt nicht technisch. Wenn ich nur zwei Worte sagen dürfte und dann gehen müßte, so wären diese beiden Worte Intentionalität und Mitgefühl. Das ist es. Ich sehe Sie im nächsten Jahr wieder.

Intention ist eine der mächtigsten Kräfte in heilenden Berufen; wenn sie aus Ihrem Herzen kommen und Sie ein Trauma wahrnehmen und Sie es verstehen und Ihre Intention ist, dem Menschen auf einer psychischen

Ebene oder von einer subtilen Warte aus zu begegnen, dann schauen Sie einfach den Körper desjenigen Menschen an und Sie können ihn lesen. Sie können sogar feststellen, ob ein pränatales oder ein Geburtstrauma vorliegt.

Sie können anfangen, das Trauma zu lesen und es in Ihrem Geiste begrifflich fassen und daraufhin wird sich die Qualität der Erregtheit verändern. Dann können Sie beginnen aus der Ferne Empathie zu empfinden. Ich hatte übrigens zufällig die Gelegenheit, ein Kind aus der Ferne ohne „therapeutischen" Vertrag durch eine Sitzung bezüglich seines Geburtstraumas zu begleiten. Ich arbeitete dabei im Flugzeug mit einem Säugling an seinem Geburtstrauma. Ich saß vier Reihen vor ihr und das Mädchen war in heller Aufregung. Seine Mutter nahm an, daß es von Start und Landung und dem damit verbundenen Luft- bzw. Ohrendruck herrührte, aber darum ging es überhaupt nicht. Was interessant dabei ist, daß das Kind nach der oben beschriebenen Kontaktaufnahme mit mir sehr tiefen Kontakt beibehielt, sie schaute mich unentwegt an. Die Mutter hatte zu diesem Zeitpunkt dort im Flugzeug keine Ahnung, daß ich diese Begegnung mit dem Baby gehabt hatte. Sie ging durch den Gang zum Waschraum und das Baby wand sich aus ihren Armen und fiel direkt in meinen Schoß. Ich sagte „Hallo", und die Mutter nahm sie weg, aber das Baby schrie, weil es zurückkommen wollte. Sie brauchte nur den Kontakt und Aufmerksamkeit. Wir bekamen beides, nachdem ich der Mutter gesagt hatte: „Wir mögen uns eben.".

Eine der wichtigsten Fragen, die Sie überhaupt einen Patienten, Klienten, Freund, geliebten Menschen oder Ehegatten fragen können, ist: „Was ist deine Absicht?" Versuchen Sie diese Frage zu stellen. Es ist sehr interessant. Was ist deine Absicht in unserer Begegnung? Was ist deine Absicht in unserer Beziehung? Sie werden ihre Intentionalität nicht wesentlich verändern. Vor Jahren haben die existentiellen Therapeuten gesagt, daß Intention eine mächtige grundlegende Kraft ist und Jim Bugental hat viel über Intentionalität und den therapeutischen Prozeß geschrieben. Wenn Sie also ein gutes Buch über dieses Thema haben wollen, besorgen Sie sich „The Art of the Psychotherapist" von Jim Bugental. Es ist sehr wertvoll zu lesen. Sie können ein Kliniker, ein Therapeut, eine gute Mutter, ein guter Freund, ein guter Geliebter sein und viele Fähigkeiten haben, aber die Kunst der Psychotherapie bringt Ihnen das Verständnis von Intentionalität.

Das zweite, wichtigste Wort, das ich nennen würde, wäre Empathie oder Mitgefühl. Karuna ist ein östliches Wort für Einfühlungsgabe. Sprache ist ein sehr interessantes Konstrukt, weil es in bestimmten Sprachen keine Wörter für bestimmte Begriffe gibt. Wenigstens haben wir Empathie, Gott sei Dank. Karuna bezeichnet Bewegung des Herzens, bezeichnet Empathie, Verstehen und Wissen jenseits von Worten. Wir haben schon alle im Leben die Erfahrung gemacht, daß wir etwas wissen, ohne es in Worte fassen zu können. Karuna bedeutet all das, wir kommen von einem Ort des Wissens, es ist spontan, verbunden mit dem Schöpfer, so als komme der Schöpfer durch uns hindurch. Wenn Sie an das Göttliche glauben, ist es die Erlaubnis, den göttlichen Geist durch uns hindurchfließen und uns von ihm berühren zu lassen. Wenn Sie also offen für Ihre eigene Intention, für Karuna, für Empathie sind, dann brauchen Sie kein Training, sondern können einfach Ihre Arbeit tun, und auf diese Weise habe auch ich angefangen.

Ich hatte keine Ahnung, wo ich beginnen sollte, es gab niemanden, der etwas so Närrisches und Dummes versucht hatte. Vor zwanzig Jahren hatte man nie davon gehört, daß Babys eine Bewußtheit haben. Deshalb war ich ein extremer Außenseiter, ich war nur eine verrückte Person, niemand verstand, was ich sagen wollte oder zu tun versuchte. Ich war ein Kellerkind, ich machte meine Arbeit hinter verschlossenen Türen, die Vorhänge zugezogen, ohne Witz. Daher ist es schön herauszukommen, und ich möchte Ihnen nun meine Feuerprobe schildern: Ich war in London und dort waren zwei Psychologen, die ein Baby betreuten, das unkontrollierbar schrie. Sie reagierten empfindsam und waren von dem Schrei sehr erschüttert. Sie riefen mich an, weil sie wußten, daß ich dort Forschungen betrieb. Zu den Schreiphasen kamen bronchiale und asthmatische Attacken und alle Untersuchungen konnten nicht ermitteln, was die Ursache war. Sie behandelten das Mädchen mit Antibiotika, als ob es eine virale Angelegenheit sei, die akut und nur manchmal aufträte. Das brachte auch nichts Gutes. Sie fragten, ob ich helfen könne. Ich antwortete, daß ich nicht wisse, ob ich helfen könne, ich würde es jedoch versuchen. Ich schaute mir das Baby an und wußte nicht, wie ich fortfahren sollte. Sie war das erste Baby, das ich jemals behandelt hatte und mir fiel etwas ein, was ich die Ovulartechnik nenne, sie ist sehr einfach. Ich hatte das Baby vor mir liegen, machte mit den Fingern ein Oval in der Größe eines 50-Cent-Stückes und begann, um ihren Kopf herum sehr sanft zu pressen und wieder zu lösen und stellte mir dabei innerlich das Bild einer Gebärmutterhalsöffnung und den Geburtskanal vor. Das war alles, was ich tat. Ich arbeitete sehr langsam.

Sie war sehr aufgeregt und als ich zum Glabellaknochen hier an der rechten Kopfseite kam, bekam sie einen schweren asthmatischen Anfall, blieb aber mit mir in Augenkontakt. Ein Teil in mir dachte: „Oh, mein Gott, was habe ich getan," aber ich blieb bei meiner Überzeugung und hielt mit ihr Kontakt. Sie wurde für ein kurze Zeit blau und schrie fast 20 Minuten lang. Ich hatte Mitgefühl darüber, wie furchterregend es gewesen war, sie hatte Terror in ihren Augen. Sie war in dieser Haltung in mir eingesperrt, schrie und ich sagte ihr: „Ja, du bist völlig verängstigt und du kannst nicht atmen und du steckst fest und du bist zu Tode erschreckt und deine Nabelschnur ist zusammengequetscht." und als ich sagte: „Nabelschnur eingequetscht", hörte sie auf und ich sagte: „Aha, sie versteht." Nach 20 Minuten war sie für die nächsten 24 Stunden symptomfrei. Am folgenden Tag behandelte ich sie wieder und sie hatte die gleichen Reaktionen, aber schwächer, am nächsten Tag hatte sie wieder die gleichen Reaktionen, aber nur für drei Minuten, dann hatte sie keine Symptome mehr und kein extensives Schreien nach drei Behandlungssitzungen. Ich dachte, „gut, es funktioniert, gehe nach Hause William und gönne dir eine Pause." Für mich war dies eine außerordentlich bestätigende Erfahrung, weil es meine erste Behandlung war. Ich fragte mich, „nun, was habe ich gemacht und was ist passiert und wie kann ich im Vorhinein sagen, das ist dies und das ist das?" Ich überprüfte ihren medizinischen Bericht, mit ihr war Folgendes geschehen: eine Hebamme war anwesend, sie berichtete, „Ja, als das Baby herauskam, war sie (die Nabelschnur) direkt unterhalb der Schulter, ich bin sicher, daß sie zwischen dem lumbosacralen Promontorium der mütterlichen Wirbelsäule und der Schulter des Babys eingeklemmt war, denn das Mädchen war ziemlich blau, als es herauskam, und ich bin mir sicher, daß es an der Nabelschnur lag ..." und alle Teile paßten zusammen. Es hatte eine Nabelschnurquetschung gegeben, Sauerstoffmangel, ein Erstickungserlebnis, Furcht, alle Tatsachen paßten. Die Körperstelle, an der das Trauma entsteht, ist der Haltepunkt, der Auslöser, der Berührungspunkt, an dem Sie das Trauma auslösen oder Zugang zu dem Trauma finden können. Das ist Prinzip Nr. 1.

Dabei gibt es ein wichtiges Grundsatz, worüber Sie nachdenken sollten. Wenn Sie mit demselben Baby arbeiten würden, und sie hätte ihre Asthmaattacke, sie würde schreien und Sie säßen bei dem Baby, dann entstünde ein Problem – nämlich unverbundene Katharis. Das Kind steigt in sein Schreien ein, verloren, es ist mit seinem Schreien völlig verschmolzen. Zwischen Kindern und Säuglingen und Kindern und Erwachsenen besteht ein Unterschied im Gehirn, dort befindet sich ein sehr kleines Organ, Corpus Callosum genannt, das die beiden Gehirnhälften miteinander verbindet. Es bildet sich erst ab dem 7. Lebensjahr voll aus, sodaß die Gehirnhälften bis dahin nicht ausreichend miteinander kommunizieren. Dementsprechend sind Babys und Kinder bis zum 7. Lebensjahr vornehmlich Rechtshirnorganismen. In der rechten Hirnhälfte sind die tieferen, nonverbalen, vorbewußten Erinnerungen gespeichert, das ist neurologisch nachgewiesen von Wilbur Penfield, einem kanadischen Neurochirurgen. Er fand heraus, daß Erinnerungen bevorzugt in der rechten Hemisphäre sitzen. Eine der rechtsseitigen Gehirnfunktionen ist die Fähigkeit zu verschmelzen. Das rechte Gehirn ist intuitiv, die weibliche Seite, kreativ, es hat viele Kapazitäten, aber eine der Fähigkeiten ist loszulassen und mit etwas zu verschmelzen. Deshalb ist Konzentration eine Kraft des rechten Gehirns. Wenn Sie also einen Film sehen und tauchen völlig in diesen Film ein und Sie existieren nicht mehr, sondern Sie sind in diesem Film, das ist verschmelzen.

Denken Sie an ein Erlebnis, das sehr intensiv ist, vielleicht daran, sich intensiv mit einem Freund oder einer Freundin zu vergnügen oder daß Sie ekstatisch mit einer Tätigkeit beschäftigt sind. Wenn Sie daran denken, werden Sie feststellen, daß, wenn Sie sich in einer intensiven Erfahrung befinden, ein Teil von Ihnen die Handlung erlebt und ein anderer Teil sagt: „Oh, das ist großartig, das macht Spaß, das ist fantastisch." Ein Teil von Ihnen ist der Erlebende und ein anderer Teil der Zeuge. In gewisser Weise beobachtet er, weiß, was geschieht. Das ist eine sehr gesunde Trennung, es ist ein Beispiel für einen Menschen, der sich angemessen und spirituell entwickelt. Auf dem Höhepunkt der Intensität ist immer eine Trennung. Babys haben nicht die Möglichkeit, es genauso zu machen. Sie haben höchst wahrscheinlich keinen Zeugenanteil und sind ausschließlich verschmolzen. Ganz plötzlich existieren sie nicht mehr, sie sind nichts als Trauma. Das bedeutet, wenn es ausschließlich das Trauma gibt und keinen Zeugen, dann wird ein retraumatisierendes Element vorhanden sein.

Nach Gesprächen mit Frauen ist eines der schrecklichsten Dinge, die ich mir vorstellen kann, vergewaltigt zu werden. Frauen, die vergewaltigt worden sind, haben mir erzählt, daß sie währenddessen einerseits Terror, Furcht, Mitgefühl, Verständnis und Strategie erleben und einen anderen Teil in sich haben, der nur beobachtet und sagt: „Oh Gott, passiert das wirklich?" Wenn sie nicht beobachten könnte, würde meiner Ansicht nach der Tod eintreten, ich weiß nichts anderes zu sagen, ich denke, es wäre sonst unerträglich. Ich habe auch festgestellt, daß die Frauen den größten Schaden durch Vergewaltigung, durch Gewalt davongetragen haben – und ich sage meist Frauen, da Frauen häufiger Gewalt zugefügt wird als Männern, obwohl es auch bei ihnen vorkommt –, die nicht die spirituelle Fähigkeit hatten, sich in Zeugin und Erlebende zu trennen. Allgemein gesprochen gibt es mehr Menschen, die vom Leben geschädigt worden sind, die sich nicht von dem Trauma oder der Negativität lösen konnten. Der wichtigste Punkt bei der Arbeit mit Babys oder Kindern ist also, daß Sie die Verantwortung übernehmen, für die Perspektive des Zeugen zu sorgen. Und Sie tun dies, indem Sie Zeugen für die Kinder sind, d.h. sie machen sich eine Vorstellung davon, was gerade passiert, und sprechen sie aus oder sagen sie leise zu sich selbst, kreieren Sie Ihre eigene Geschichte. Es ist nicht wichtig, ob Sie richtig oder falsch liegen, es wird eine deutliche Heilung geben. Besonders bei Babys und Kindern bis zum Alter von sieben Jahren ist es wichtig, die Position des Zeugen einzunehmen.

Der drittwichtigste Aspekt, den Sie an diesem Wochenende lernen können, ist: je tiefer der Prozeß, desto geringer ist die Erinnerung. Das ist ein grundsätzliches Prinzip. Worüber wir sprechen ist neurologische Erinnerung, kognitive Erinnerung, bewußtes Zurückerinnern. Das bedeutet, daß Sie einen Zugang zu den traumatischen Erinnerungen über einen anderen, ungewöhnlichen Weg finden müssen, und der Zugang geht über den Körper. Vor den verbalen Jahren, vor dem Alter von zwei Jahren werden alle Traumata im Körper, in den Zellen und im Bindegewebe sowie in den Muskeln gespeichert. Die Verbindung ist eine Körper/Gehirn-Verbindung. Es beginnt im Körper und findet erst später Anschluß an das Gehirn. Die Erinnerungen werden zuerst vom Körper aktiviert und dann im Zweiten an das Gehirn geleitet. Sie werden zu einem späteren Zeitpunkt, als sie entstehen, mit dem „Gehirn" abgeglichen und ihm zugeführt. Sie sind wie eine unvollständige Szene, die erst dann vollständig wird, wenn das Gehirn die Informationen auf einer unbewußten Ebene erhält. Der Körper ist die Aufnahmestation, deshalb müssen Sie mit dem Körper arbeiten, um die vorsprachlichen Erinnerungen aufzudecken. Körperorientierte Therapie ist tatsächlich die tiefste und effizienteste Möglichkeit, um einen Zugang zu präverbalen Erinnerungen zu erhalten.

Jahrelang habe ich mit Hypnotherapie, Altersregression und verschiedenen Techniken bei Erwachsenen gearbeitet, aber ein gewisser Prozentsatz der Patienten hatte keinen Erfolg. Ich fing noch einmal mit ihnen an und behandelte sie erneut mit körperorientierten Methoden. Sie konnten tiefer einsteigen und ihren Prozeß zu Ende bringen. Deshalb kann ich Ihnen versichern, wenn Sie den Körper benutzen, um vorsprachliche Erinnerungen freizulegen, dann beschäftigen Sie sich mit den tiefsten Schichten, Sie beschäftigen sich mit der Quelle.

Der viertwichtigste Aspekt ist ein Charakteristikum, das Dr. Colback herausgestellt hat, nämlich daß das Gedächtnis immer existent ist und Erinnerung seine Basis ist: je tiefer der Prozeß, desto geringer die Erinnerung. Je tiefer und intensiver das Trauma, um so wichtiger ist es, zunächst eine Umgestaltung der festgeschriebenen Erlebensmuster (repatterning) zu ermöglichen, d. h., der traumatisierte Mensch sollte in einer simulierten Traumasituation dazu ermutigt werden, sich anders zu erfahren oder sich anders zu verhalten als im ursprünglichen Szenario, dann kann in ihm größere Sicherheit, Vertrauen, Verständnis, Kontaktfähigkeit und Kraft wachsen.

Es gibt verschiedene Grade von Traumata: mild, mittelschwer, schwer und Schock. Das Trauma mit der größten Intensität wird Schock genannt. Aus dem Schock entwickeln Kinder sowohl chronisch erhöhte Werte adrenerger Hormone und Corticosteroide als auch viele Symptome bezüglich ihres Verhaltens. Wenn Sie mit schwerem Trauma und/oder Schock zu tun haben, müssen Sie grundsätzlich zuerst Voraussetzungen schaffen, die eine Umorientierung in den affektiven und motorischen Erlebensmustern gewährleisten, d. h., Sie verwenden das kathartische Modell, in dem Sie das Trauma aufdecken und in ihnen (den Kindern) traumatische Erinnerung aktivieren, erst in der zweiten Behandlungsphase. Sagen wir z. B., Sie hätten ein Frühgeburtstrauma zu behandeln, was bedeutet, daß das Kind isoliert wurde, in ihm innerhalb des Inkubators tage-, wochen-, vielleicht sogar monatelang herumgestochert und herumgestochen wurde, viele medizinische Eingriffe und Tests an ihm durchgeführt worden sind und es Lärm ausgesetzt war. In diesem Falle wenden Sie nicht das kathartische Modell an, sondern sorgen für eine positive Inkubatorerfahrung. Sie ermöglichen in einer simulierten Traumasituation Erfahrungen, die von Kraft und Erfolg geprägt sind. Das ist tatsächlich die sicherste Herangehensweise.

Normalerweise benutze ich bei mittelschwer bis schwer traumatisierten Säuglingen und Kindern eine Kombination aus Umgestaltung der festgeschriebenen Erlebensmuster und kathartischem Modell und wechsele darin ab, entweder innerhalb einer Sitzung oder von Sitzung zu Sitzung. Kathartisch meint, das Trauma aufzudecken und sie zu ermutigen, ihre Gefühle zu erleben.

So, mit diesen Prinzipien gewappnet, können Sie einen weiten Weg gehen, weil die Struktur, die ich Ihnen gerade vermittelt habe, Sie absichert. Kurz gesagt: entweder haben Sie die innere Absicht zu heilen, oder Sie haben dort nichts zu suchen. Versuchen Sie es und kommen Sie von einem Ort der Intuition, der Karuna, des Mitgefühls, an dem Sie Ihrem eigenen Gespür vertrauen und bereit sind, das Risiko einzugehen, sich zu irren. Sie müssen es nicht laut aussprechen, aber riskieren Sie, sich eine Geschichte auszudenken, was das Kind gerade erlebt. Das größte Wagnis für Sie ist zu riskieren, nicht Recht zu haben und das ist schwer auszuhalten, wenn Sie genauso hoch gebildet sind wie ich. So lange Sie eine Geschichte entwickeln, die für Sie glaubhaft ist, ist es heilend. Ich habe alle meine Sitzungen per Video aufgenommen und ich habe anfänglich völlig falsch gelegen, dennoch konnte ich beobachten, daß das Baby meine Irrtümer nicht nur überlebte, sondern sogar gute Fortschritte machte. Ich vertraue meinen Wahrnehmungen vollkommen, ich hätte damals schwören können, daß sie für mich einen Sinn ergeben. Daher treten Sie ein in Ihre Torheit, Ihre Verrücktheit.

Eric Neuman ist ein Jungianer aus Europa, der mehrere Bücher geschrieben hat, in denen er für jeden Menschen zwei Arten des Bewußtseins beschrieben hat: ein feminines und ein maskulines Bewußtsein. Damit brachte er zum Ausdruck, daß wir bei der therapeutischen Behandlung alle diesen Aspekt des Bewußtseins in uns haben. Der maskuline Teil braucht Genauigkeit, Geradlinigkeit, Begründungen und Logik, und der feminine Teil braucht keine Genauigkeit, er braucht nur Kontakt, er braucht im Erleben die Gewißheit, daß in allem Tun eine Verbindung besteht. Wenn Sie falsch liegen, ist immer noch das feminine, mütterliche Bewußtsein zugegen, das heilend wirkt. Natürlich ist es besser, wenn Sie die Zusammenhänge genau erfaßt haben, doch auch wenn Sie ungenau sind, findet deutlich Heilung statt. Der wichtigste Aspekt ist das mütterliche Bewußtsein, die innere Verbindung, ein Gefühl davon, daß Sie dieses Wesen verstehen, ob falsch oder richtig.

Ich wollte über dieses Gebiet berichten und darüber, was Sie darin tun können, weil meine Arbeitsweise sehr spezialisiert ist. Ich habe in allem, was ich Ihnen vorstelle, selbst gearbeitet, und möchte sie nicht in dem Sinne bewerten, daß eine besser wäre als die andere. Das häufigste Trauma und auch das am schwierigsten zu erörternde, ist die Abtreibung. Je früher das Trauma, um so tiefer die Prägung, je durchdringender die Prägung, desto stärker ist die Prägung auf zellulärer Ebene. Es gibt gute Forschungsarbeiten, die zeigen, daß Erinnerungen zellulär sind. Es wurden z. B. Würmer in einem Versuchsaufbau, einem Labyrinth, trainiert. Sie wurden labyrinthkluge Würmer genannt. Dann wurden sie an ihre Verwandten verfüttert. Die Verwandten wurden entweder selbst labyrinth-klug oder erkundeten die richtigen Gänge des Labyrinthes wesentlich schneller. Dieser Vorgang wird aus unterschiedlichen Gründen zelluläres oder biochemisches Lernen genannt.

Alle Zellen im Körper erneuern sich alle sieben Jahre und sie teilen sich in allen Körperteilen. Wenn eine Erinnerung zellulär ist, dann wird sie Teil Ihres ganzen Daseins, sie wird zu einer Tinktur Ihrer selbst. Und wenn etwas zu einer Tinktur Ihres Wesens geworden ist, dringt sie ein in jede Faser und Zelle der Entität, ein Destillat. Wenn etwas zu einer Tinktur geworden ist, ist es überall um Sie herum und nach einer Weile werden Sie sie gar nicht mehr bemerken, sie ist einfach. Genauso ist das frühe Trauma. Frühes Trauma ist eine Tinktur, Ihr Sein ist derart davon durchflutet, daß Sie nichts von seiner Existenz wissen. Es ist in Ihnen und von Ihnen. Darum ist nichts gewaltsamer und schädigender als ein Abtreibungstrauma. Ein Abtreibungstrauma hat mehrere Abstufungen; die mildeste Form ist, daß sowohl die Mutter als auch der Vater anfänglich nicht schwanger werden wollen, ihre Meinung jedoch ändern. Auf der nächsten Stufe wollen beide Elternteile das Kind nicht, versöhnen sich aber mit der Tatsache. Der Fötus hat dann eine vage Erfahrung von Zurückweisung, die aber in gewisser Weise unpersönlich bleibt. Das Trauma wird intensiver, wenn die Eltern eine Abtreibung in Erwägung ziehen, d.h., Gedanken an Abtreibung und ihre Planung, gedanklicher Entwurf einer Abtreibung oder Phantasien darüber, oder tatsächliche Vorbereitung auf die Abtreibung, sie sich jedoch zuletzt dagegen entscheiden. Die extremste Form wäre ein mißglückter Abtreibungsversuch. Nein, die allerintensivste Form ist ein Abtreibungstrauma, bei dem ein Zwilling verlorengeht. Keiner kann sagen, wie hoch die Anzahl an Menschen mit Abtreibungstrauma ist. Eine Studie wurde durchgeführt, als Abtreibung noch illegal war, man jedoch bei der Regierung einen Antrag auf Unterstützung für die Abtreibung stellen konnte. Die Anzahl der Frauen, die eine Abtreibung beantragten, betrug 20% der Gesamtzahl schwangerer Frauen. Ich schätze, daß etwa 40 bis 50% von uns allen ein Abtreibungstrauma haben, bei denen also ein bedeutendes Maß an Ungewollt-Sein vorliegt und die Mutter entweder über eine Freigabe zur Adoption oder über Abtreibung nachgedacht hat.

Ich glaube, die westliche Zivilisation und Kultur hat ein größeres Problem damit, weil wir im Verhältnis zu Weiblichkeit und Materialismus keine Ethik mehr besitzen, im Sinne von – Babys sind der Gradmesser für Erfolg, sie sind der Zweck des Lebens etc. pp. –; das trifft nicht mehr zu. Deshalb gehören wir zunehmend einer Kultur von Menschen an, die sehr früh mit Ablehnung, zumindest mit Ambivalenz konfrontiert werden. Es gibt Statistiken für die Jahre 1940–1960 über die Anzahl abgelehnter Abtreibungsanträge. Die Zahl der Mütter, die eine Abtreibung beantragten, jedoch abgelehnt wurden, beträgt annähernd 20%. In einer weiteren Studie wurden diese Kinder über längere Zeiträume beobachtet, um zu sehen, wie sie sich entwickeln würden. Nachdem Abtreibung legalisiert wurde, verringerten sich in den 70er Jahren die genannten Prozentzahlen auf 13% und in den 80er Jahren auf 7%. Eine mit Abtreibung assoziierte Traumatisierung ist dramatisch. Zur Veranschaulichung: Ich frage Kinder, die ich behandelt habe immer, ob sie damit einverstanden sind, wenn ich von ihnen Videos vorführe oder darüber spreche. Ich habe bisher noch von keinem Kind mit Abtreibungsthema die Erlaubnis erhalten, ein Video mit ihrer Arbeit zu zeigen. Ich meine, das beweist ein gewisses Maß an Schamgefühlen, die niemals verschwinden, selbst nach erfolgreicher Therapie nicht. Es ist ein solch zutiefst im Inneren liegendes Gefühl abgelehnt zu werden, daß ich ihren Wunsch, eine Grenze ziehen zu wollen, sehr gut verstehen kann.

Wissenschaftler haben einige langfristige Nachuntersuchungen bei diesen Kindern durchgeführt. Wie Sie vielleicht erwarten werden, werden diese Kinder, nach einer soziometrischen Skala beurteilt, von anderen Menschen nicht sehr gern gemocht. Im Klassenraum sind sie auf der untersten Bewertungsstufe. Das zeigt, daß sie ihr Nicht-gewollt-sein, ihr Ablehnungsgefühl rekapitulieren – sie sind nicht so beliebt. Sie machen sich mehr zu Clowns. Ich glaube, das ist eine Antwort auf die tiefe Angst, die in ihnen steckt. Sie sind schwer zu disziplinieren, es ist schwer, eine Verbindung zu ihnen herzustellen und eine Beziehung zu ihnen aufzubauen. Sie werden von anderen Menschen häufiger als unglücklich beschrieben. Hier haben Sie wieder diesen Tinktur-Prozeß. Diese Kinder produzieren in ihrem Leben Ablehnung. Manchmal haben Abtreibungsgegner diesen Erfahrungshintergrund und ihr Zorn sitzt so tief, daß sie ihn auf diese Weise ausagieren. Das weiß ich von jemandem, den ich einmal behandelt habe. Meines Erachtens ist es nicht fair, sie nur auf diese Weise zu charakterisieren und darin geringzuschätzen, was sie zu sagen bzw. zu tun versuchen, dennoch glaube ich, daß ihre Bestrebungen eine tiefe Schicht entweder ihres eigenen Traumas oder aber familiär übertragener Erinnerungen, oder irgendeine Form von Gewalt, die ihnen angetan wurde, die ähnlich wirkt, widerspiegelt.

Die Eieinnistung trägt das höchste Risiko im Rahmen der Entwicklungsstadien, weil in dieser Phase ein so großer Bedarf besteht, an einem nährenden Ort anzukommen, einem Heim, das willkommen heißt, ein massiver Bedarf an ausreichender Blutzufuhr, um zu überleben, wenn aber zuviel Blut vorhanden ist, kann Ertrinken oder Erstickung die Folge sein. Gibt es nicht genug Blut, kann dies zu Verhungern führen. Wenn Sie Hypnotherapeut oder Hypnotiseur sind, wissen Sie, das in Ihrem Körper Blutzufuhr am leichtesten zu kontrollieren ist. Wollen Sie einen Tumor behandeln, hypnotisieren Sie sich selbst und visualisieren Sie, daß sich die

Blutzufuhr zu diesem Tumor verringert. Sie werden großen Erfolg damit haben, weil Sie ihn auf diese Weise recht gut kontrollieren können. Wenn die Mutter nicht schwanger werden möchte, wird dieser Wunsch folgendermaßen in die Körpertemperatur übertragen, „Meine Mutter ist kalt" und in die Blutzufuhr, „Für mich ist nie genug da" und „Ich bin unerwünscht, es ist hoffnungslos, warum sollte ich es versuchen". Eine Blastozyste kann ihre Körpertemperatur und Blutzufuhr regulieren und könnte auf diese Weise die Entscheidung treffen, sich selbst durch Untertemperatur oder Unterkühlung zu zerstören.

Um dieses frühe Trauma zu entdecken, gilt: je tiefer das Gewebe, desto tiefer der Muskel. Das heißt, wenn Sie über frühes oder Abtreibungstrauma sprechen wollen, müssen Sie sich das Bindegewebe anschauen. Das Bindegewebe ist das erste Organ im Körper und entwickelt sich ab dem Moment der Empfängnis. Es gibt nur ein einziges Bindegewebe im ganzen Körper, eines, nur eines, und es versorgt den ganzen Körper. Um ein pränatales Trauma zu diagnostizieren, palpiere ich das Bindegewebe um die Dura mater, den Sack, der das Rückenmark und den Liquor cerebrospinalis (Gehirn-Rückenmarksflüssigkeit) umgibt. Die Aufgabe des Bindegewebes ist Spannung zu halten. Das genannte Bindegewebe ist der Körperbereich, der das Trauma festhält, was Sie über die Palpation dieses Bindegewebes feststellen können. Frühe Erinnerungen sind cephalo-kaudal gespeichert. Wenn im Brustbereich Spannung besteht, dann bedeutet dies sehr frühes Trauma, nahe der Empfängnis, wenn sie hier unten besteht, dann hat das Trauma später in der Schwangerschaft stattgefunden. Es ist wirklich einfach und scheint gesetzmäßig zu sein. Genauso auch bei den strukturellen Mustern der Skelettmuskulatur: M. multifidus und die Mm. rotatores entlang der Wirbelsäule entwickeln sich als erstes, und die Gewebe und Zellen dieser Muskeln enthalten Erinnerungen. Zudem sind Sie das Flechtwerk Ihrer Vorfahren. Erinnerungen können über die Gene, die DNA und RNA, übertragen werden, und Sie waren das Ei in Ihrer Mutter, als sie ungefähr im 4. Monat in Ihrer Großmutter war.

Als nächstes möchte ich über Adoptionstraumata sprechen. Die Adoptionsrate liegt relativ unverändert bei 5%. Ich glaube nicht, daß es einen Fall ohne Adoptionstrauma gibt. Wenn 5% der Kinder zur Adoption freigegeben werden, denke ich, daß 100% der Adoptierten davon traumatisiert worden sind. Das Adoptionstrauma betrifft meist Gefühle wie unerwünscht und verlassen zu sein. Wenn Sie mit adoptierten Kindern arbeiten wollen, werden Sie mit zwei Hauptsymptomkomplexen konfrontiert, Abhängigkeit und vereitelte Abhängigkeit. Adoptierte Kinder neigen dazu, in einer der beiden Weisen zu reagieren.

Die Reaktion der Adoptiveltern ist wiederum vorhersehbar – müde, erschöpft, überwältigt, und wenn sie ehrlich sind, fühlen sie sich benutzt. Abhängigkeit ist eine Anpassung, in der das Kind versucht durch Anklammern, Bedürftig-Sein und Fordern mit ihrem/seinem ungelösten Trauma umzugehen. Vereitelte Abhängigkeit bedeutet, daß die adoptierten Kinder so tun, als brauchten sie keine Unterstützung, obwohl sie sie in Wirklichkeit nötig hätten. Sie wollen und können kein körperliches Gehalten- und Getröstet-Werden annehmen, selbst wenn sie darum bitten. Eltern fühlen sich dann oft allein gelassen, zurückgewiesen und mißbraucht. Wenn Ihr adoptiertes Kind in die Arme genommen werden möchte und Sie nehmen ihn/sie auf, dann verwandeln sie sich in ein Stachelschwein, sie winden sich in Ihren Armen wie ein Tornado und können das Beruhigende nicht annehmen, sondern wollen nur fort. Darin liegt ein Bindungsproblem. Im Grunde haben sie keine Anbindung.

Bei adoptierten Kindern liegt immer ein Geburtstrauma vor, weil sie in der Voreingenommenheit leben, daß sie ungewollt sind und verlassen werden. Ihre Erfahrung ist, nicht herauskommen zu wollen. Warum sollten sie, immerhin haben sie einen Uterus, sie werden ernährt, für sie ist gesorgt etc.? Höchstwahrscheinlich gibt es auch körperliche Traumata. Wenn sie also mit adoptierten Kindern arbeiten wollen, seien Sie einfach das andere Ich für sie. Sie simulieren die Verlassenheit in einem Rollenspiel. Darin werden die Eltern gebeten, das Kind im Therapieraum zurückzulassen, kommen jedoch schnell wieder zurück, um mitfühlenden Beistand leisten zu können. Eine andere Möglichkeit, Verlassenheitsgefühle aufkeimen zu lassen, ist, in der Anwesenheit des Kindes über den Adoptionsvorgang zu sprechen und dabei die Position des anderen Ichs zu vertreten und sich in die Gefühle des Kindes einzufühlen. Es ist eine wunderbare Rolle.

Das Hauptaufgabengebiet liegt im Bereich des Geburtstraumas. Ich habe vor einiger Zeit eine zufällige Auswahl an Schulkindern getroffen und habe sie einer diagnostischen Untersuchung unterzogen. Etwas über 90% all dieser Kinder haben einige Merkmale eines Geburtstraumas. Darüber hinaus habe ich eine Auswahl aus 20 Kindern getroffen, deren Eltern und Geburtshelfer behaupteten, daß die Kinder völlig normal und in Ordnung seien, 90% aus dieser Gruppe hatten jedoch eindeutige Anzeichen eines Geburtstraumas in unterschiedlicher Stärke. Die breite Masse der normalen Bevölkerung erkennt nicht, daß Babys bewußt sind und daß Geburt ein schwieriger Übergang ist, besonders in der Art, wie Geburt in den westlichen Kulturen passiert. So durchgeführt, ist sie sehr traumatisch.

Was verursacht ein Trauma in dieser ohnehin schon angespannten Situation? Ich glaube, daß unsere Zivilisation und der medizinische Berufsstand im Hinblick auf den verschwenderischen Einsatz geburtshilflicher Interventionen am meisten fehlgehen. Obwohl eine sehr ausgereifte Technologie Verwendung findet, haben wir eine der höchsten Säuglingssterblichkeitsraten in der Welt und wir haben mehr als nur den Anteil an Komplikationen zu tragen. Betrachten Sie z. B ein Land wie die Niederlande, dort entbinden Hebammen die Babys, sie haben Belegbetten in Krankenhäusern und der Arzt kommt nur im Notfall. Dort werden die Mütter darin bestärkt, Hebammen bei der Geburt anwesend zu haben, sie werden darin ermutigt, Hausgeburten durchzuführen und es gibt sogar Notfalldienste, die nach Hause kommen. Die Mütter werden in der Schwangerschaft gut versorgt. Die Häufigkeit von Geburtstraumata ist dort bedeutend geringer. Was das Trauma verursacht, ist Angst in Bezug auf eine technikorientierte Geburt. Ein Krankenhaus nimmt der Mutter die bewußte Aufmerksamkeit, die sie für die Geburt braucht. Eine Mutter muß „verrückt“ werden können, animalisch sein, ganz im Weiblichen sein, ihren Intuitionen folgen und das tun, was für sie richtig ist. Sie müssen die Möglichkeit haben, draußen einen Spaziergang zu machen, die Füße auf den Boden zu stellen, die Füße im Wasser zu spüren, zu schwimmen, zu fließen, zu schreien, zu kreischen, zu lieben ... also, knuddeln und schmusen Sie, hören Sie Musik, was auch immer, werden Sie „verrückt“. Das ist in einem Krankenhaus unmöglich. Dort machen wir alle möglichen Dinge, unter anderem auch, das Baby zurückhalten, Zangenentbindungen, eingeleitete Wehen, Geburt mit der Saugglocke, Drogen und so weiter und so weiter. Ich habe auch scheußliche Vorgeschichten gehört, die sich in eine sonst untraumatische Geburt übertragen haben. Das hängt lediglich von dem Ausmaß an Vorbereitung, Bestätigung und der Befriedigung aller Bedürfnisse bei Vater und Mutter ab. Wenn sie sich für eine Hausgeburt entscheiden, vorher mit dem Arzt gesprochen haben, werden Sie während der Entbindung eine großartige Zeit haben. Während des zweiten Weltkrieges gab es in England wegen der allgegenwärtigen Angst viel häufiger Geburtstraumata, die Ehemänner waren nicht da und nur wenige Ärzte standen zur Verfügung etc. pp.

Ich führte eine Nachuntersuchung bei einem von mir behandelten Jungen namens Rowan durch. Er war das schwersttraumatisierte Kind, das ich je gesehen hatte. Er war nicht nur traumatisiert, sondern hatte einen

Schock erlitten. Ich machte bei diesem Treffen einige Fotografien von seinem Körper, und daß er darin einwilligte, war wirklich schön. Es gibt keine Traumamerkmale mehr in seinem Körper. Seine Wirbelsäule ist völlig ausbalanciert, es gibt keine Knochenverschiebungen auf seiner Liegeseite, keine Differentialkompressionen seiner Schädelknochen und keine Fehlhaltungen in seinen Muskeln. Ich kann Ihnen versichern, ist eine Behandlung erfolgreich verlaufen, werden im Körper keine Anzeichen eines ungelösten Traumas zu finden sein. Es war eine wunderschöne Bestätigung, daß die Wirkung der Behandlung auch 7 Jahre später noch nicht nachgelassen hatte.

Im Rahmen von Geburtstraumata können Sie mit Babys und mit Kindern arbeiten. Wenn Sie mit Kleinkindern arbeiten, sollten Sie eine Technik namens dyadische Regression verwenden, bei der Sie die Anwesenheit der Eltern nutzen. Bei der dyadischen Regression werden horizontale oder vertikale Geburtsspiele gespielt, um einen Weg zu bahnen, der das Geburtstrauma aufdecken kann. In diesen Spielen sitzt oder liegt das Kind zwischen den Eltern.

Ich habe diese Techniken entwickelt, denn je früher das Trauma behandelt wird, desto sicherer erzielen Sie positive Ergebnisse, d.h. desto wahrscheinlicher ist es, daß Sie tief innenliegendes menschliches Potential aktivieren. Das ist wirklich sehr wichtig. Es gibt über 100 Geburtsspiele, mit denen Sie sich vertraut machen können.

Eine andere Methode ist die Eigenreflektionstherapie über Videoaufnahmen. Dabei können sich die Kinder auf dem Video selbst beobachten. Ich glaube wirklich, daß es sehr nötig ist, Menschen zu lehren, sich selbst zu entdecken. Ein Ausgleich der Kräfte ist sehr wichtig. Je stärker Sie traumatisiert wurden, um so wichtiger ist es, im Leben bestärkt zu werden. Wenn Säuglinge und Kinder sich auf dem Video in einer Behandlungssituation verfolgen, dann identifizieren sie ihre eigenen Gefühle und können sie sogar in Begriffe fassen. Sie entdecken tatsächlich ihren eigenen Gefühlsprozeß. Sie sehen, wie ich sie behandle und am Anfang bleibe ich still. Ich zeige ihnen das Video, sie berichten mir, was sie fühlen, und ich nehme Anteil an ihnen. Ich lasse SIE von ihren Gefühlen erzählen. Der zweite Nutzen liegt darin, alte Muster neu zu ordnen und neue aufzubauen. David z. B., ein adoptiertes Kind, sah sein Video und erkannte Ärger in seinem eigenen Gesicht. Ich sah vornehmlich Traurigkeit. Nachdem er seinen Ärger gesehen hatte, fragte ich, „Wo?“. Er zeigte auf eines seiner Augen, betrachtete es ruhig. Ich sah den Ärger, den ich vorher nicht wahrgenommen hatte. Dann zeigte er auf seine Stirn und sagte, „Hier sitzt der Ärger“.

Ein körperorientierter Psychologe hätte es nicht besser machen können. Er demonstrierte mir, in welchen Körperpartien er seinen Ärger festhielt, und danach begann er mit Wutarbeit. Wenn ich ihm nicht zugehört hätte, hätte ich immer noch an der Traurigkeit und Hoffnungslosigkeit in Bezug auf sein Verlassenheitsthema festgehalten, nach dem Motto „oh, armer David". Erst nachdem er seine Wut durchlebt hatte, konnte er sich der Traurigkeit stellen.

Der Gebrauch von Videos und Videoreflektion ist besonders hinsichtlich einer Umorganisation bestehender affektiver und motorischer Muster sehr bedeutsam, denn wenn Kinder ihr Trauma erleben, erleben sie auch fast immer Machtlosigkeit, und selbst wenn Sie mit dem Trauma kathartisch arbeiten, bleiben weiterhin unrealistische Selbstkonzepte, die sich weiterentwickeln und auch nach einer erfolgreichen Behandlung fortbestehen. Diese Selbstkonzepte können leicht verändert werden, wenn den Kindern ihre eigenen Erfahrungen der Neuorientierung gezeigt werden. Sie decken neue Lebensmuster auf, nehmen sie auf Video auf, und die Kinder können sich selbst in ihrem Erfolg, ihrer Kraft sehen. Sie können ein neues Selbstbild in sich entstehen lassen und es integrieren. Ihr Selbstkonzept ändert sich in eines, das sagt, „Ich bin ein kraftvoller Mensch." Sie können einem Kind zwar sagen, „Du hast es geschafft, du bist wundervoll, du bist großartig", aber bis zum zehnten Lebensjahr lernen Kinder vorrangig visuell. Sie sehen etwas und nehmen das Gesehene in sich auf, das geht gänzlich automatisch. Deshalb ist es sehr wichtig, Kindern ihren Erfolg in simulierten Traumasituationen sichtbar zu machen.

Als Nächstes möchte ich auf das Frühgeburtstrauma eingehen. Das Trauma der Frühgeburt ist sehr häufig. Wenn Sie Frühgeburt als Geburt vor der 37. Woche definieren, dann sind 10% aller Kinder Frühgeborene (in Deutschland 5%, die Übersetzer). Wenn Sie die 37. und 38. Schwangerschaftswoche miteinbeziehen, sind es 30%. 40 Wochen sind die Normaldauer einer Schwangerschaft; wenn Sie nur die 37. Woche mit berücksichtigen, dann liegen Sie bei 15 bis 20%. Ich glaube, drei Wochen zu früh ist viel zu früh.

Wegen des Sterblichkeitsrisikos und des Risikos von bleibenden Organschäden werden frühgeborene Babys fast immer in einen Inkubator gelegt. Deshalb wird das deutlichste Trauma durch die Situation im Inkubator verursacht. „Na, was ist so schlecht daran?" Es ist nicht das freundlichste und komfortabelste Umfeld in der Welt. Es wurden bereits eingehende Untersuchungen darüber angestellt, was Streß in einem Inkubator verursacht. Es sind im wesentlichen zwei Gründe, die für eine Traumatisierung im Frühgeborenen verantwortlich sind. Der eine ist die Trennung des Frühgeborenen von den Eltern, d. h. langdauernde Isolation, der andere Grund sind die Auswertungen, Tests und medizinischen Eingriffe, die mit einem Aufenthalt im Inkubator verbunden sind. Wenn ich mit frühgeborenen Babys arbeite, ist das grundlegende Gefühl die Verlassenheit von den biologischen Eltern, Wut auf die Eltern, daß sie keinen Schutz gegen die emotionale Kälte, Objektivität und den Schmerz im Inkubator geboten haben, und Gefühle von Verzweiflung, die mit dem Alleingelassenwerden zusammenhängen, also pure Einsamkeit.

Wie Sie vielleicht wissen, vielleicht aber auch nicht, sind Eltern nicht die willkommensten Menschen an einem Inkubator. Warum? „Weil sie wesentlich septischer und mit Bakterien überfrachtet sind als Krankenschwestern und Ärzte. Eltern wissen nicht, wie sie sich schrubben müssen, und können keine aseptische Kleidung tragen." Alles falsch. Wenn Sie mit frühgeborenen Babys arbeiten wollen, müssen Sie der Anwalt des Kindes im Inkubator sein. Das heißt, Sie müssen zur Krankenhausverwaltung gehen und ihrem Unmut darüber Ausdruck verleihen, daß Sie das Baby, das ein Freund von Ihnen ist, nicht besuchen dürfen. Seien Sie Anwalt für die Eltern, die ihre Babys in den Armen halten wollen. Das heißt, Sie müssen bereit sein zu sagen, „Ich bin keine bakterienverseuchte, schmutzige Person. Ich kann mich genauso gut schrubben wie eine Krankenschwester, vielleicht sogar besser, weil es mein Baby ist." Forschungsergebnisse zeigen, daß Eltern, die in den Inkubator hineingreifen durften, für ihre Babys kein größeres Risiko waren und keine höhere Komplikationsrate verursachten. Der Beweis steht zur Verfügung. Die Behandlung von frühgeborenen Babys erfordert die höchste Behandlungsintensität.

Die fundamentalen Traumafaktoren einer Frühgeburt scheinen auf drei Ebenen zu liegen: der biologischen, der physiologischen und der psychologischen. Bei vielen Frühgeburten ist etwas falsch, wie z. B. ansteigende Toxizität, ausfallende oder mangelhafte Plazentatätigkeit, Schädigung des Gebärmutterhalses, Nabelschnurkomplikationen, Plazentablutungen oder andere Komplikationen. Frühgeburt reflektierten eine negative und dringende Situation, die vermieden werden muß, weil sie lebensbedrohlich ist.

Lilly aus Australien stellte fest, daß das biologische System des Babys, nicht das der Mutter, den Geburtsprozeß einleitet. Sein Wille und seine Entscheidung sind daran beteiligt. Deshalb kann man voraussetzen, daß das Baby weiß, daß etwas falsch ist, sie erleben diese Umstände direkt in ihrem Körper, und die Frühgeburt ist ihr Versuch, die Geburt biochemisch zu initiieren. Babys können eine Veränderung ihres intrauterinen Milieus spüren, sie fühlen ihren Streß und sie wollen in einem frühreifen Stadium selbst die Geburt in Gang bringen.

Als Zweites gibt es einen emotionalen Grund für vorzeitige Geburten, und das ist keine allgemeinbekannte These, aber häufig liegt eine unerkannte Feindseligkeit von seiten der Mutter zum Vater vor. Das ist auch eine Hauptursache für das Syndrom des „mangelhaften Gedeihens". Oder es bestehen zwischen Mutter und Vater Streitigkeiten, die sich nicht spezifisch auf das Ungeborene beziehen. Oder es existieren ambivalente Gefühle und Ärger in Bezug auf die Schwangerschaft seitens der Familie oder der kulturellen Umgebung. Sehr oft ist eine Abtreibungskomponente zu finden. Vielleicht weil der Gedanke, Plan oder ein Versuch vorgelegen hat und das Baby nur raus möchte. Deshalb können Sie auch nach einem psychologischen Grund suchen.

Möglicherweise ist es bei vorzeitig geborenen Kindern angemessener von Schock als von Traumatisierung zu sprechen. Sie sind häufig schockiert worden, durch kalte, gefühllose Berührung oder fürsorgliche, aber hastige Berührung, durch gleichgültige oder unwissende Berührung und durch häufige, aber schmerzhafte Berührung. Jede Behandlung mit medizinischen Instrumenten schließt ein gewisses Maß an Druck und Schmerz mit ein. Deshalb werden Schmerz und Berührung mit dem Leben an sich assoziiert. Dr.Ruth Rice, die gegen die traditionelle Medizin den Kampf führt und für frühgeborene Kinder eine sensomotorische Behandlung entwickelt hat, sagt, „Wir hätten keine unnatürlichere und gefährlichere Existenz für es schaffen können. Seine erste Erfahrung in dieser feindlichen Welt, der es ohne die Vertrautheit seiner Mutter und auf weite Strecken völlig allein begegnen muß, vermittelt Eindrücke, die langanhaltende psychologische Prägungen hinterlassen. Es verläßt häufig die Welt der Intensivstation, und es ist in der Tat intensiv, mit Komplikationen und bleibenden Schäden, die weit über das Maß seines Zustandes zur Zeit der vorzeitigen Geburt hinausgehen, in dem es eingeliefert wurde. Es gibt keine Behandlungsmaßnahme oder Prozedur, die im Inkubator durchgeführt wird, die nicht nachgewiesenermaßen kurz- oder langfristige Schädigungen, Deformationen oder Folgekomplikationen mit sich bringt. Wenn ein Baby eine derartig feindliche Umgebung in einem so guten Zustand verläßt, wie es das tut, dann ist es ein Tribut an den menschlichen Überlebenswillen." Sie führt u.a. den Geräuschpegel in Inkubatoren an. Ausgezeichnete Studien der letzten 10 Jahre haben bewiesen, daß der Lärm in Inkubatoren Tachykardie, Bradykardie, Apnoe, eine erhöhte Herzschlagrate, einen gestörten Schlaf-/Wachrhythmus, verringerte Sensibiltät für Lautstimulation, erhöhten intrakraniellen Druck, ansteigende CO_2-Raten und ansteigende $TCPO_2$-Raten verursacht. Dies sind nur einige wenige Bespiele für die Gefährlichkeit von Gefühllosigkeit. Ein anderes Beispiel dafür ist, daß die Medizin jetzt schon seit Jahren behauptet, Neugeborene fühlten keinen Schmerz. Die fehlende Myelenisierung ist als Argument benutzt worden, um die These, Babys fühlten keinen Schmerz, zu untermauern. Also, es ist wissenschaftlich gut dokumentiert, daß die Nervenbahnen zum Gehirn in der 30. Schwangerschaftswoche vollständig leitfähig sind.

Lichttrauma kommt hinzu. Frühgeborene werden so gelegt, daß sie ununterbrochen in permanent eingeschaltete Vollbeleuchtung schauen. Wenn Sie jemals ein schreiendes, frühgeborenes Baby sehen, halten Sie in ungefähr diesem Abstand ein weißes Tuch über sein Gesicht, und wenn es nicht innerhalb von 10 Sekunden aufhört zu schreien, gebe ich Ihnen etwas Nettes. Forscher untersuchten 288 Säuglinge in zwei Inkubatoren, die mit einem Tuch bedeckt waren. Ihre Erkenntnisse sind sehr bedeutsam, „Veränderungen in den Lichtverhältnissen haben sehr viel mit der Einhaltung des biologischen Rhythmus zu tun und können unter extremen Bedingungen negative physische Auswirkungen haben." (Glass)

Ein weiteres Trauma entsteht durch fehlendes Saugen. Eine Möglichkeit für Babys, sich selbst zu trösten, ist das Saugen, frühgeborene Säuglinge können das nicht, weil sie bis dahin keine Saugreflexe haben. Auf den Rücken gelegt, wird die Entfaltung des Saugreflexes noch erschwert.

Gerade habe ich einen Bericht von einem Arzt erhalten, dessen Enkelin zu früh geboren ist und auf der Intensivstation liegt. Ich telephonierte gestern mit ihm; ohne mich an ihrer Seite fühlen sie sich außerstande sich zu vertreten, aber sie müßten zur Krankenpflegeleitung gehen und darauf bestehen, ihr Baby sehen zu dürfen. Sie müßten bereit sein, die Untersuchungsunterlagen anzufordern, Befreiungen für die Verantwortung irgendwelcher Komplikationen zu unterzeichnen und sich selbst zu desinfizieren. Dieses Krankenhaus hat Pflegestationen verschiedener Grade, A, B, C. Nach der Intensivstation werden die Kinder auf die Station C verlegt, dann auf B. Dann erst werden die Eltern zugelassen. Aber das Baby ist seit 2 1/2 Wochen in einem Inkubator, die Schädigung sozusagen bereits eingetreten. Sie müssen die Eltern dazu bewegen, sofort dorthin zu gehen. Das Problem liegt darin, daß die Krankenhäuser darauf aufmerksam gemacht werden müssen, den Krankheitsbericht zur Verfügung zu stellen.

Die Ärzte, die in diesem Feld Pionierarbeit geleistet haben, sind Drs. Ray und Martinez aus Columbien. In den 70er Jahren hatten sie eine so große Anzahl an frühgeborenen Babys, daß sie nicht genügend Kapazitäten hatten. Deshalb entschieden sie sich, die Mütter aus den Dörfern in die Krankenhäuser kommen zu lassen, um die Babys in den Armen zu halten. Dabei fanden sie heraus, daß die Sterblichkeitsrate sank, die Infektionsrate sank, der allgemeine Gesundheitszustand sich verbesserte, die verschiedensten Komplikationen weniger wurden. Also gibt es keinen Zweifel darüber, daß es funktioniert. Wir müssen lediglich die gegenwärtige Voreingenommenheit überwinden. Sie könnten ein politischer Fürsprecher der Känguruhmethode (Dr. Rice) sein und als Zeuge für die Babys mit den Krankenhausverwaltungen sprechen. Der langanhaltende Aufenthalt in einem Inkubator unterbricht den Bondingprozeß zwischen den Eltern und ihren Babys und er unterbricht die Schwangerschaft. Die grundlegende Absicht bei der Behandlung von Frühgeborenen ist eine Neugestaltung der Erlebnisse. Ich würde behaupten, daß alle frühgeborenen Kinder unter Schock stehen, und Sie sollten versuchen die Schwangerschaft fortzusetzen. Sie müssen also für die Eltern Fürsprecher sein, sodaß sie auf die Säuglingsintensivstation gehen und ihre Babys aktiv halten können. Nur die Babys in den Armen zu halten, wird das Geburtsgewicht erhöhen.

Die Muttermilch paßt sich den Bedürfnissen des Babys an. Es wurde herausgefunden, daß die Milch der Mutter bei frühgeborenen Babys einen höheren Proteingehalt aufweist als die Milch der Mütter bei ausgereiften Babys. Der Wille zu leben ist sehr machtvoll und ich bin ein vortreffliches Beispiel dafür. Ich wog zum Zeitpunkt der Geburt weniger als ein Pfund, ein lebendes Wunder. Im Körper arbeitet ein völlig anderes Hormonsystem, wenn der Wille zu leben aktiv ist.

Ein zweiter Aspekt bei der Behandlung einer vorzeitigen Geburt liegt in der möglichen psychologischen Ursache für die Frühgeburt, und Sie können sich dabei nicht auf die bewußten Berichte der Eltern verlassen, weil es sich per definitionem um eine unbewußte Dynamik handelt. In den meisten Fällen habe ich wahrnehmen können, daß die Eltern an der Oberfläche sehr liebevoll wirken, jedoch eine unterschwellige Ambivalenz oder Feindlichkeit zugrundeliegt, die an die richtige Person gerichtet werden muß. Eine sehr einfache Sache ist daher dazusitzen; das Baby ist anwesend, Mutter und Vater sind anwesend, dann stellen Sie die Frage, „Wenn Sie wirklich einmal große Meinungsverschiedenheiten hätten, welcher Art wären sie? Ja, ich weiß, es gibt keine, aber wenn, wie wären sie?“. Ohne Spott, „Wenn sie diesem Gedanken einfach folgen würden. Wenn es einige Themen gäbe, welche wären es?“ Wenn dann die Eltern anfangen darüber zu sprechen, beginnt die Erlösung.

In unserer Kultur sind Institutionen dafür zuständig, Belange der Eltern zu übernehmen. Schullehrer übernehmen Disziplinierung, Korrektur im Verhalten und Grenzsetzungen, deshalb müssen Sie in Ihrer Position wirklich der Anwalt sein. Als erstes eröffnen Sie Ihre Behandlung, indem Sie einen inneren Bindungsprozeß ermöglichen, und wenn dann die Eltern in diese Atmosphäre eintreten und über die Feindlichkeit und Ambivalenzgefühle zwischen ihnen sprechen wollen, ist das gut. Wenn sie es nicht tun wollen, sagen Sie direkt zu dem Kind„ Schau, als du im Uterus warst, war viel Ärger um dich herum, und das ist nicht deine Schuld." Dann wende ich mich wieder direkt an die Eltern und sage, „Ich werde hier einige verrückte Dinge tun, wie ein Hexendoktor in den Filmen. Sie müssen überhaupt nichts von dem glauben, was ich hier sage, sie müssen noch nicht einmal zuhören." Ich bin in ihrer Gegenwart der Anwalt des Kindes. Ich werde sagen, „Du bist gefangen in deiner Wut, du bist zornig auf jeden über das, was mit dir vor der Geburt geschehen ist. Du brauchst deine Medikamente nicht mehr, das ist lächerlich, du warst verlassen und deine Eltern verstehen das nicht, aber ich verstehe dich und du wirst gesund werden." Fall beendet. Daraus ergibt sich wirklich viel, weil das Kind weiß, daß ein Mensch die Wahrheit in Gegenwart seiner Eltern ausgesprochen hat. Es kamen Kinder im Erwachsenenalter zu mir und sagten, „Das war das Wichtigste, was mir je passierte. Ich verstand es zu der Zeit nicht, ich dachte du wärest ein bißchen plemplem, aber jetzt verstehe ich es. Vielen Dank."

Wenn Sie strategisch vorgehen können und die Eltern bei der Stange halten können und ihnen ihren Willen lassen, sodaß Sie Anwalt sein können, wird das sehr hilfreich sein. Lassen Sie mich darlegen, was Ihre Rolle sein würde. Sie müssen das Risiko eingehen, falsch zu liegen. Wenn Sie sich dann sicher genug fühlen, es auszuprobieren und mit dem Baby zu sprechen, gemäß Ihren eigenen Vorstellungen, wie es im Bauch gewesen sein könnte und auch in dem Sinne die Rolle des Anwalt übernehmen, indem Sie die mögliche Erfahrung des Babys darstellen oder selbst sind und dies alles laut gegenüber der Mutter bekunden, wäre das wundervoll. Sie können Dinge sagen wie, „All diese Chemikalien, igitt, ich kann sie nicht ausstehen. Ich möchte meine Nabelschnur abquetschen, um sie außen vor zu lassen, sie sind wirklich zuviel. Ich möchte jetzt herauskommen, sofort, laß mich raus ..." Vielleicht lösen Sie einiges Gelächter aus. Versuchen Sie es und spielen das Erlebnis so, wie es in Ihrer Vorstellung hätte sein können. Der Beweis wird durch die Reaktion des Babys gegeben. Ich will Ihnen sagen, was passieren wird, wenn das Baby aus dieser Atmosphäre herauskommt. Sie sind anwesend und Mama ist anwesend. Das Baby wird Sie zuerst anschauen. Ihre Aufgabe ist es, wirklich loszulassen und nicht das Gewicht der Situation auf sich zu nehmen, das können Sie nicht, und sollten Sie auch nicht.

Der nächste Schritt ist das Trauma direkt anzugehen. Wenn Kinder vorzeitig geboren werden und in der Intensivstation waren, ermögliche ich zuerst, diese Situation neu zu gestalten. Regen Sie Mutter und Kind zu ausgiebigem Hautkontakt an. Wenn das nicht möglich ist, passiert es häufig, daß das Trauma direkt vor meinen Augen auftaucht. Das Baby wird vor Ärger kreischen, und was Sie bei Frühgeborenen häufig beobachten können, ist die Abwehr von Berührungen. Sie stoßen den anderen weg und erlauben sich selbst nicht, getröstet zu werden. Sie sind in ihren Oberflächenmuskeln hyperton. Das Trauma zeigt sich also manchmal direkt vor Ihnen. Ich simuliere dann das Trauma, indem ich einen Inkubator nachahme. Ich nehme einen Tisch, Sie können jeden beliebigen Tisch verwenden, und lege ein weißes Tuch darüber. Ich habe Deckenbeleuchtung. Eine andere Möglichkeit ist, dem Baby irgendein Küchenutensil zu zeigen, mit der Absicht, die Traumatisierung durch die medizinischen Instrumente zu behandeln. Die Babys werden außer sich geraten und direkt in ihr Trauma eintauchen.

Vor einigen Monaten traf ich ein kleines Mädchen. Ich erinnere mich daran, ihr ein Küchengerät gebracht zu haben, und ihr Trauma wurde sofort aktiviert. Ich zeigte Mitgefühl mit ihren Gefühlen des Zorns. Hier haben wir das kathartische Modell, und Sie sollten diese Methode erst in einem zweiten Schritt anwenden, aber manchmal können und wollen die Babys nicht warten. Wenn die Babys die Führung übernehmen und mit ihrem Weinen sofort in das kathartische Traumaerleben vordringen, sollten Sie ihnen folgen. Normalerweise werden Sie zuerst Zorn wahrnehmen, Verzweiflung und Trauer kommen sehr viel später. Dieses kleine Mädchen war in dem Sinne typisch, als sie viele Symptome taktiler Abwehr zeigte. Sie stellte keinen Blickkontakt zu ihrer Mutter her und schaute ihre Mutter nicht an. Wenn sie sich in starker innerer Not befand, gestattete sie niemandem, sie zu trösten, sie ließ jedoch zu, daß jemand ihr einen weißen Waschlappen über ihre Augen legte, dann wurde sie ruhiger. Es beruhigte sie, weil dadurch die Traumatisierung durch Licht symbolisch verringert wurde. Es gab ihr eine gewisse Sicherheit. Sie mochte es nicht besonders, getragen zu werden, wenn sie aber getragen wurde, zog sie es vor, das Gesicht abzuwenden. Nach einer Behandlungssitzung mit Dr. Faith, Dr. Sallenbach und mir entstand intensiver Blickkontakt mit ihrer Mutter, und sie konnte in einer Gesicht-zu-Gesicht Position gehalten werden. Sie tolerierte und akzeptierte es. Ihre Mutter rief mich nach der Sitzung an und berichtete, daß das Mädchen angefangen hatte zu singen und dabei offensichtlich Freude empfand. Sie nahm über das Singen Kontakt mit ihren Eltern auf. Dann kam langsam Wut auf. Ihr Schreien bekam einen ärgerlichen Ton, in dem Protest lag. Ich zog einen Löffel hervor, näherte mich ihr und berührte ihr Bein mit diesem Löffel, was eine Flut von Wut auslöste. Wenn die Wut bei Frühgeborenen aufsteigt, besteht darin ein Problem, daß die Mutter sich von ihrem Baby zurückgewiesen fühlt, weil das Baby sie nicht anschaut, nicht von ihr getröstet werden will, sehr empfindlich ist und die Mutter zurückstößt. Deshalb fühlen sich die Mütter unzulänglich und schuldig, und wenn das Baby tief in den Zorn eintaucht, möchte Mama weggehen, und das ist verständlich. Ein weiteres Problem kann darin liegen, wenn das Baby ganz von der Wut ergriffen ist und die Mutter dann fortgeht, gibt es keine Möglichkeit, der Wut eine Anbindung zu geben, deshalb verbinde ich die beiden. Ich lege das Baby der Mutter auf den Rücken, wo der Ärger Wirkung haben kann, und nach der Wutphase können Sie Blickkontakt zwischen Mutter und Kind beobachten. Dann spüren Sie die heilende Kraft des Behandlungsprozesses. Sie können also mit der Wut arbeiten, indem Sie einfach eine Anbindung des Babys an die Mutter schaffen und bestätigen, daß Zorn und Ärger da sind, und sagen, warum – „Wegen der Schmerzen und sie haben mir weh getan und du warst nicht da.“ So funktioniert es im Allgemeinen. Ich lege das Kind der Mutter auf den Rücken. Warum? Es ist ein geeigneterer Ort, um Ärger auszudrücken. Sie wären überrascht, wenn Sie sähen, wie fest Babys treten können. Manchmal möchte sich eine Mutter auf den Rücken legen, von Angesicht zu Angesicht, aber sehr oft sind dann die Babys wegen der großen Intensität ihres Ausbruchs verängstigt, das ist zu erschreckend für sie. Es ist leichter für sie, wenn sie sich sicher fühlen, deshalb bevorzuge ich Mamas Rücken. Es ist eine natürlichere Position zu treten.

Vor einiger Zeit habe ich junge Erwachsene, die ich als Kind behandelt hatte, bei einer Regression begleitet. Ich führe sie zu den Behandlungssitzungen zurück und frage sie, was sie erlebt haben. Sie erzählen mir, daß sie meine Anwesenheit damals sehr schätzten, daß ich sie schreien ließ und ihr Fürsprecher war. Sie bestätigen alle, daß der Kontakt und das Verständnis unglaublich war. Zur Erinnerung, mir haben Leute auch erzählt, „Gut, sie lagen falsch, aber es war wunderbar, ihre Anwesenheit zu spüren, und das hat den Unterschied ausgemacht. Es war nicht so, daß meine Eltern nicht kamen, wenn ich schrie, sie kamen und taten nichts, das war das Thema.“

Sehen Sie, selbst wenn ich falsch lag, bewegte ich mich genau im Zentrum des Mitgefühls. Obwohl meine Annahme nicht genau zutraf, war ich nahe daran, und das brachte die Erlösung. Das ist der schwierigste Part, innerlich da zu sein und alle eigenen Konditionierungen, wie das Trösten eines Kindes zu sein hat, hinter sich zu lassen. Trotzdem ist nichts Schlechtes oder Falsches dabei, die Sitzung zu unterbrechen und die Mutter darum zu bitten, das Baby auf einen Spaziergang mit hinauszunehmen oder es zu stillen. Sie müssen nicht alles in einem Rutsch erledigen. Wenn ein Baby jede Woche einmal zu mir gebracht wird, würde ich vielleicht die Arbeit in 15minütige Segmente aufteilen und es mir leichter machen. Es ist wirklich nicht einfach, mit einem Baby zusammen zu sein, das solange wütet.

Ich konnte einen Fall verfolgen, bei dem die Beziehung zwischen Mutter und Kind sehr viel natürlicher geworden war. Sie schmusen miteinander und sind sehr liebevoll. Das Baby ist sehr an seiner Umwelt interessiert und hat nur äußerst selten einen Wutausbruch, außer wenn sie in eine Situation gerät, in der sie sich von jemandem verlassen fühlt oder ein Babysitter keinen inneren Kontakt zu ihr aufnimmt, das macht sie wütend. Genauso hatte sich ihre Mutter verhalten, sie hatte unablässig etwas Fürsorgliches für ihr Kind getan, wie z. B. füttern oder Windeln wechseln, ist aber nie auf einer Gefühlsebene mit ihr eine Verbindung eingegangen. Die Mutter hatte in der Art, wie sie eine Beziehung mit ihrer Tochter aufgenommen hatte, das Trauma immer wieder neu inszeniert. Die Mutter war Krankenschwester von Beruf und wechselte deshalb von der Mutterrolle in die der Krankenschwester. Anders als im Krankenhaus, wo das Pflegepersonal ständig den Raum betreten hatte und sich irgendwie an dem Kinde zu schaffen gemacht hatte, ohne zumindest zu sagen, was geschehen würde, sucht die Mutter jetzt eine gefühlsmäßige Verbindung zu ihrem Kind, und statt ständig nur etwas mit ihm zu tun, erzählt sie ihm im Vorhinein, was sie zu tun beabsichtigt.

Alle Eltern von frühgeborenen Kindern müssen lernen, daß nur über den Weg bei allen Pflegemaßnahmen, z. B. füttern, Windeln wechseln etc., sehr viel langsamer vorzugehen, ein Trauma durch Eingriffe mit medizinischen Apparaturen und Instrumenten zu neuen, untraumatischen Erlebensmustern im Kind führen kann. Machen Sie viel langsamer, geben Sie dem Kind in diesen Zusammenhängen Wahlmöglichkeiten und erzählen Sie ihm zuvor, was passieren wird. Wenn Sie sich beeilen müssen, sagen Sie, „Ich werde mich beeilen, möglicherweise erinnert dich das an einige Geburtsgefühle …“. Das gibt dem Kind eine Chance, zu erkennen und Wahlmöglichkeiten zu haben, und das heilt das Trauma.

Bei komplizierten Fällen ist es wirkungsvoller, das tiefste Trauma zuerst zu behandeln. Manchmal müssen Sie durch die verschiedenen Schichten hindurchgehen. In einem Fall wollte sich das Kind nicht von den Eltern trösten lassen, sondern aß stattdessen Toilettenpapier oder kaute auf Handtüchern. Auf diese Weise beruhigte er sich. Sie müssen dem Kind zeitweise die Ersatzobjekte abnehmen und mit ihm quasi einen Vertrag abschließen. Nehmen Sie sie nicht einfach weg, sondern lassen Sie sie in Reichweite. Während der Behandlungssitzung entfernten wir alle Ersatzobjekte, danach näherte er sich langsam der Mutter. Wir warteten, bis er darum bat, gehalten zu werden. Der zweite Schritt bestand darin, ihn zu halten und sich in seinen Widerstand, gehalten zu werden, einzufühlen. Es war ein erzwungenes Halten, deshalb war der dritte Schritt, ihn sofort loszulassen, sobald er die magischen Worte „Nein, nein, nein“ oder „Neeeiiiinn“ geäußert hatte. Er war im Gebrauch der Worte „Nein, nein, nein“ sehr geübt, um sich vom Gehaltenwerden zu befreien. Der heilende Prozeß lag in der Konfrontation mit dem grundlegenden Thema, nämlich seiner Abwehr gegen das Gehaltenwerden. An der Oberfläche bedeutete sein Schreien Ärger und Protest, aber darunter lag Furcht. Ich begann mit seiner Geburt zu arbeiten, indem ich sagte, „Steckengeblieben, laß mich hier raus“, umgehend geriet er in Panik, aber gleichzeitig ermöglichte ihm diese Vorgehensweise, sich sicher zu fühlen, weil eine tiefe Verbindung bestand. Wenn Sie während der kathartischen Phase diese Art des Kontakt aufnehmen können, wissen Sie, daß ihre Empathie stark genug ist. Weil er in seinem „Nein“ sehr geübt war, wäre er nach seinem Willen eindeutig dabei geblieben.

In der nächsten Sitzung hatten wir gerade ein Gespräch über die Adoption beendet, als er zu seiner Mutter ging und seinen Kopf an ihre Schulter lehnte. Er betrachtete sich selbst auf dem Video, während er getröstet wurde. Kinder wählen fast ausschließlich diese besonderen Ausschnitte. Dadurch wird weiterer Schmerz ausgelöst, der dabei hilft, das bestehende Selbstkonzept zu verändern. Sehen sie sich selbst, wenn sie getröstet werden, dann wette ich, daß 90% der Kleinkinder zu weinen anfangen. Sie sind sehr berührt davon, sich selbst in dieser Art und Weise oder sich überhaupt zu sehen. Sie denken, „Ich bin ein Mensch, der Trost wirklich annehmen kann.“ Und das bringt die wichtige Verschiebung im Hinblick auf das Selbstkonzept.

Das nun folgende Verfahren würde ich bei adoptierten und frühgeborenen Kindern oder bei jedem Kind anwenden, von dem ich vermute, daß es ein Kind mit einem Abtreibungstrauma ist. Obwohl ich damit eine unwissenschaftliche Aussage treffe, würde ich – so schwierig es auch sein mag – bevorzugen, das Kind diesen Prozeß mit seinen biologischen Eltern durchführen zu lassen, um somit die Ambivalenz erlebbar zu machen. Das kann zwar sehr erschütternd sein, doch die Eltern verstehen dann zumindest, daß mit dem Weggeben des Kindes tatsächlich ein Kampf durchzustehen ist, und das wiederum gibt ihnen eine Vorstellung davon, daß wirklich etwas Bedeutsames passiert. Wenn ich zu wählen hätte, würde ich die Eltern dazu ermutigen, das Baby drei Tage zu übernehmen und mit ihm gemeinsam durch den Loslösungsprozeß zu gehen. Wenn ich zudem noch entscheidungsbefugt wäre, würde ich die Adoptiveltern und die biologischen Eltern kommen lassen (bei einigen wenigen Adoptionen habe ich dieses Verfahren angewendet). Bei Prozessen im Zusammenhang mit einer Adoption würde ich formaler und standardisierter arbeiten und würde versuchen, kein Urteil über das Geschehen zu fällen. Meine Rolle bestünde darin, zu klären und das Baby zu vertreten.

Ich habe einen ca. 150 qm großen Raum voll mit Kissen, darin bitte ich die Eltern, einen Mutterleib nachzustellen. „Wenn Sie einen Mutterleib für ihr kleines Mädchen bauen sollten, welche Größe würde der haben?“ Je nachdem, wie groß sie den Mutterleib ausbilden, sagen mir die Eltern unbewußt, zu welcher Zeit der Schwangerschaft sie ihre eigenen Traumata hatten. Wir gestalten alle einen Mutterleib in der Größe, der der Zeit unserer am wenigsten gelösten Traumata entspricht, und das Baby wird darin eingewoben. Wenn beide Eltern einen großen Raum ausformen wollen, würde dies auf ein frühes Trauma hindeuten, da die Gebärmutter im Verhältnis zur Größe des Kindes sehr groß ist. Ich kann demgemäß die Vermutung anstellen, daß der Vater ein Trauma im dritten Trimester im Zusammenhang mit Beziehungslosigkeit und die Mutter ein Trauma im späten zweiten Trimester der Schwangerschaft hat. Das gegenwärtige Trauma des Kindes hat seinen Ursprung im späten zweiten, frühen dritten Trimester. Handelt es sich um die biologischen Eltern, liegt hier ein Abtreibungstrauma vor. Je weiter die Schwangerschaft fortgeschritten ist, desto enger wird der Raum. Auch wenn zur Zeit der Empfängnis Enge herrscht – das Eindringen des Spermiums in das Ei –, vollzieht sie sich in einem weiten Raum.

Ich habe eine Spielkiste, einen sehr großer Sandkasten, der, nur mit Laken ausgelegt, ansonsten ganz leer ist. Wenn das Kind ein Kleinkind ist, lasse ich es selbst einen Mutterleib machen. Das Ergebnis ist eine gute diagnostische Hilfe. Das Kleinkind wird eine Gebärmutter formen, die der Zeit des Traumas entspricht. Wenn das Gebärmuttermodell recht klein ist, dann ist irgendetwas nahe der Geburt geschehen. Dadurch wird ein Abtreibungstrauma nicht ausgeschlossen, es dokumentiert jedoch das gegenwärtig anstehende Trauma. Zu diagnostischen Zwecken lassen Sie uns voraussetzen, Sie hätten den Uterus gestalten lassen, und wenden sich nun an die Eltern mit der Frage, was denn zu jener Zeit geschehen sei. Auf das Kind wirkt es sehr bestärkend, wenn es seine Eltern schlucken und sich darüber wundern sieht, woher ich die Umstände kenne. Ich erkläre den Prozeß zu Beginn nicht.

Wenn das Kind ein Baby ist, baue ich selbst um es einen Raum, sodaß es nicht herumrollen, jedoch seinen Bereich durch Bewegung ausdehnen kann. Beobachten Sie, welche Raumgröße es durch seine Bewegungen schafft und versuchen Sie zu entscheiden, ob es ein großer oder kleiner Raum ist, und benutzen Sie dies als Index.

Es gibt noch eine andere Möglichkeit, ein Abtreibungstrauma zu diagnostizieren, erinnern Sie sich, je tiefer das Trauma, desto tiefer die Muskulatur, desto tiefer die Gewebsstruktur. Über die Palpation des Bindegewebes können Sie determinieren, ob das Trauma bei der Konzeption, danach oder in den ersten Wochen stattgefunden hat. In den meisten Fällen wird im Bindegewebe um den Schädel herum entweder ein hoher oder niedriger Energiepegel wahrnehmbar sein. Wenn Sie spüren können, ist er ein weiterer Hinweis auf ein Abtreibungstrauma. Lassen Sie uns voraussetzen, daß eine gewisse Ambivalenz vorgelegen hat, ob das Kind bleiben oder gehen soll. Ich hätte z. B. Lydia hier im Raum, sie würde herumkrabbeln oder in den Armen ihrer Mutter sein, was auch immer. Ich würde ihre Eltern bitten, über die Zeit, sechs Monate vor der Empfängnis beginnend bis zur eigentlichen Empfängnis, zu erzählen, und wie sie sich gefühlt haben, als sie die Schwangerschaft bemerkt hatten. Ich arbeite oft mit sehr skeptischen Eltern. Sie denken, ich sei verrückt anzunehmen, ein Baby könne sich an die Empfängnis erinnern. Wenn die Eltern anfangen über diese Zeitspanne zu berichten, wird das Baby immer aufgeregter, und Sie und ich wissen, daß dieses Verhalten mit dem Gesprächsthema zusammenhängt. Die Eltern verfügen nicht über die gleichen Beurteilungskriterien, wie wir sie haben. Deshalb nehme ich ein Stethoskop, horche auf die normale Atem- und Herzfrequenz und präsentiere dann einige Beispiele. Ich drücke auf den Kopf des Babys und die Herzfrequenz steigt, steigt, steigt, um 15 bis 20%. Ich sage, „Sie steigt, weil um die Geburt herum etwas Traumatisches passiert ist, können Sie das sehen?“ und die Eltern können feststellen, daß tatsächlich eine Reaktion stattfindet. Dann drücke ich das Bein, und es geschieht nichts. Damit demonstriere ich ihnen, daß bei einer Simulation des

Geburtstraumas die Herz- oder Atemfrequenz um 15 bis 20% steigt oder fällt. Ich kann ihnen einen fühlbaren Beweis liefern, daß etwas vor sich geht. Während wir über die Empfängnis reden, überwache ich Herz und Atmung und verstärke die Töne über Lautsprecher. Je deutlicher wir über die relevanten Themen sprechen, um so stärker wird das Herz flattern, schnell oder langsam, arhythmisch. Die Eltern fangen an, der Angst des Babys nachzuspüren. Sie beginnen zu verstehen, daß zwischen der Erregtheit des Kindes und der Frage, ob sie das Kind akzeptiert haben oder nicht, ein Zusammenhang besteht. Und gerade dieser Prozeß wirkt heilend, weil er die Eltern in die Atmosphäre eintauchen läßt, wie sie sich zu der besagten Zeit gefühlt haben. Sehr oft wird die Mutter weinen und sagen, „Es tut mir so leid, jetzt möchte ich dich wirklich, aber damals nicht, ich war sehr ärgerlich" und das Baby wird schreien. Ich sage dann, „Ja, du bist wütend, weil sie so fühlt." Das Baby wird aufhören, mich anschauen, die Mutter anschauen und verstehen. Danach werden seine Muskeln weicher und alles entwickelt sich.

Bevor wir fortsetzen, möchte ich noch einmal den Begriff Empathie näher beleuchten. Ronnie Laing, der vor 18 Monaten starb, war ein brillanter Mensch, von dem ich viel über Mitgefühl gelernt habe. Es ist wichtig sich daran zu erinnern, warum wir auf diesem Planeten sind – um Freude zu erleben. Inmitten des Traumas müssen wir lachen und Freude haben. Sie behandeln zwar ein Trauma, aber Sie behandeln keine Person. Der Mensch hat die Fähigkeit sich von dem Trauma zu befreien und sich zu freuen. Deshalb ergänzen Sie bitte zu dem Karuna-Konzept, daß Sie lediglich beständig und aktiv gegenwärtig sind, urteilen Sie nicht, bemühen Sie sich nicht und überlegen nicht, was Sie tun sollen. Mitfühlend anwesend zu sein, ist eine tiefe Achtung vor dem Wissen des Klienten.

Es ist äußerst wichtig, auf das zu hören, was die Kinder sagen. Ich fragte ein kleines dreieinhalbjähriges Mädchen, was sie in Bezug auf ihren Ärger tun müsse, den sie bei sich entdeckt hatte, und sie antwortete, „Ich muß aufhören, kalte Eishörnchen zu essen." Ich sagte nur, „Ja, in Ordnung." Ich wußte nicht, was sie meinte, erkannte jedoch, was sie für sich tun mußte. Es stellte sich heraus, daß irgendein Zusammenhang mit körperlichem/sexuellem Mißbrauch seitens eines Mannes, der in einer Eisdiele arbeitete, bestand. Nachdem sie nicht mehr dort hingehen mußte, fühlte sie sich sicher genug, ihren Zorn zu fühlen und baute in der Sandkiste Eishörnchen. Hätte ich ihre Antwort, als dumme, kindliche Bemerkung abgetan, wären wir nirgendwohin gekommen. Ich ermutigte sie, ihrer Entscheidung zu folgen, ohne die Bedeutung zu kennen. Ich hätte sie nach dem Sinn fragen können, aber sie hätte mir keine Antwort geben können. Sie wußte nur, daß sie aufhören mußte Eishörnchen zu essen. Sie müssen darauf hören, was Kinder sagen, insbesondere wenn Sie beabsichtigen zu heilen. Vertrauen Sie auf die inneren Bilder der Kinder.

Laing schrieb über die erste Aufspaltung in seinem Buch „Die Tatsachen des Lebens“. Die erste Aufspaltung ist mit Spermium und Ei, der Zellteilung und Mitosis verbunden. Der Auflösungsprozeß beginnt, wenn das Spermium im Ei zerfällt, in das Ei hineinexplodiert. Sie können diese Erfahrung verstehen, ohne sie zu interpretieren oder darüber zu sprechen. Wenn Sie die prä- und perinatalen Dynamiken verstehen, müssen Sie sich zur Unterstützung des Heilungsprozesses überhaupt nicht darüber äußern. Ihre eigene Auseinandersetzung mit der Thematik vertieft ihr Verständnis so sehr, daß Sie damit stärkend auf den Klienten, das Kind einwirken. Sich von dem Erlebten berühren zu lassen, ist wichtig. Man kann sehen und fühlen, daß ein Teil von Karuna ist, sich selbst die Erlaubnis zu geben, sich innerlich berühren zu lassen.

Es gibt einen Prozeß, der desensibilisierende Massage genannt wird, in dem ich andere Bewußtseinszustände im Baby hervorrufe. Wenn ein sehr hohes Maß an Traumatisierung während der Geburt stattgefunden hat und kathartisches Erleben keine Heilung brachte, mußten wir diese Form der tiefen Bewußtseinsveränderung anwenden. Sie könnten diese Methode Hypnose nennen, ich tue es nicht. Das Baby wird durch eine Art rhythmischen Hineinführens in diesen tiefen Bewußtseinszustand gebracht, durch rhythmisches Schaukeln und Rhythmen, dem Herzschlag entsprechend. Mit dieser Methode wird erreicht, daß das Baby als Zeuge alle Körperstellen wahrnehmen kann, die traumatisiert worden sind.

Sie müssen sich an einige grundlegende Voraussetzungen erinnern, wenn Sie auf sehr tiefer Ebene an einem Trauma arbeiten. Zunächst ist Gedächtnis nicht das, was wir normalerweise annehmen, was es sei. Erinnerung hat viel mit dem Körper zu tun. Genauer gesagt, die spezifischen Stellungen und Bewegungen, die während des Traumas eingenommen werden, sind unveränderlich in der Psyche als Erinnerungen fixiert, deshalb werden alle erlebten Körperhaltungen und Bewegungen Teil des unbewußten Gedächtnisses und sie sind gleichzeitig der Zugang für die Befreiung dieser Erinnerungen. Ich benutze den Begriff Körperstellung in einem sehr allgemeinen Sinne. Körperstellung kann auch die Grobmotorik betreffen, bei der der ganze Körper beteiligt ist. Wäre das die Haltung zum Zeitpunkt des Traumas, wäre sie auch der Auslöser für einen Heilungsprozeß. Körperstellung meint auch das Skelett, die Muskeln und das Gewebe. Wenn der parietale Schädelknochen während des Traumas zusammengepresst wird, wird dieser Knochen im Zustand der Kompression verharren, bis das Trauma gelöst wird. Körperpositionen halten die Erinnerung. Präziser ausgedrückt, Miniausgaben der Körperstellungen halten die Erinnerung. Sie zeigt sich auf verschiedenste Weise in der stehenden Körperhaltung bei Säuglingen, Kindern und Erwachsenen. Die Traumahaltung ist immer zu sehen, gleichgültig ob in der Grobmotorik, dem Schädel, dem Skelett oder den Muskeln.

Ich habe gerade über die häufigsten Körperstellungen gesprochen, aber auch Bewegungen bewahren Erinnerungen. Bewegungen, die während des Traumas durchgeführt werden, werden internalisiert und werden als Minirepräsentationen im Gedächtnis gespeichert. Sie zeigen sich immer wieder in den subkutanen, subtilen Ebenen, insbesondere in Situationen, die das Trauma symbolisieren. Für beides ein Beispiel: Wir haben hier den Palast der Mutter, hier das Promontorium und hier steigt die Wirbelsäule auf. Hier ist das Baby. Um das Gewicht der Gebärmutter, die nach vorne zieht, auszugleichen, stehen Mütter oft im Hohlkreuz, so daß die Wirbelsäule eine stärkere Kurvatur aufweist, und entsprechend ist häufig die Haltung des Babys. Der Körper des Kindes folgt der mütterlichen Wirbelsäule. Alte Statistiken besagen, daß 55% der Babys in linksseitiger Lage und 45% in rechtsseitiger Lage geboren werden. Hier sehen sie ein Baby mit linksseitiger Lage. Wenn es herauskommt, dreht es den Kopf in eine gerade Position nach unten, denken Sie daran, daß der Rumpf weiterhin die Seitenlage beibehält, es rutscht durch das Becken, sein Kopf kommt heraus, aber er ist immer noch in der Kurvenlage, weil sein Körper bis hinauf zum Hals noch dem Promontorium anliegt, deshalb bleibt eine gewisse Verdrehung. Dann dreht sich der kindliche Körper ein wenig, und das Baby rutscht heraus. Diese spezielle Wölbung im Rumpf zwischen Schulter und Hüfte, die wir „C"-Kurve nennen, ist eines der häufigsten Symptome bei ungelöstem Geburtstrauma. Bevor Sie heute abend zu Bett gehen, stellen Sie sich unbekleidet vor den Spiegel und schauen Sie, ob Sie eine „C"-Kurve zwischen Schulter und Hüfte haben. Wenn ja, liegt bei Ihnen ein unerledigtes Geburtstrauma vor. Sie können sich selbst diagnostizieren. Viele Babys wählen oder vermeiden ihre Liegeseite, in Abhängigkeit davon, ob sie aktiv oder vermeidend rekapitulieren.

Es geschieht noch etwas anderes. Wenn das Baby nach unten gleitet, gibt es ein plötzliches Absinken, so als käme es in eine Schlucht. Bevor das Baby geboren werden kann, muß es diesen Buckel vollständig überwinden, um sein Gesicht nach unten drehen zu können. Es kann das Becken nur mit dem Gesicht nach oben oder unten gewendet durchqueren, deshalb gibt es das Sprichwort „nose to the grindstone“ (wörtlich: die Nase auf dem Schleifstein haben, fig. sich abschinden, abschuften, Anm. d. Übersetzers), man muß weitermachen, um geboren zu werden. Wenn sich der Kopf in die Seitenlage dreht, entsteht enormer Druck durch das Aufeinandertreffen von Kopf und dem Promontorium. Der Druck auf den Schädel verschiebt die seitlichen Schädelknochen, deshalb finden Sie neben der „C“-Kurve auch eine Abwärtsverlagerung der Schädelknochen auf der Liegeseite. Ein Trauma löst und normalisiert sich spontan. Auf der Liegeseite entsteht mehr abwärtsgerichteter Druck als auf der anderen Seite. Schauen Sie sich Ihre Augenbrauen, Wangenknochen, Ihr Schlüsselbein und Ihr Zwerchfell an, schauen Sie, ob diese Körperstellen auf der Seite der „C“-Kurvatur tiefer liegen. Sehr wahrscheinlich können Sie das beobachten. Wenn kein Trauma vorliegt, schieben sich die Knochen in eine normale, horizontale Position zurück. Die Verschiebung findet auf der Liegeseite statt, deshalb wird das Auge auf dieser Seite entweder größer oder ein wenig geschlossener sein, das hängt von der Form des Keilbeins ab. Die jeweiligen Bedingungen dafür zu schildern, ist bei weitem komplizierter. Sehr oft ist besagtes Auge geschlossener, weil eine abwärtsgerichtete Kompression auf diese Knochen einwirkt, aber das ist nicht immer so. Also, die Seite, auf der das Baby liegt, ist die Liegeseite. Skoliose hat sehr häufig ihren Ursprung in einem Geburtstrauma, Lordose ebenfalls.

Als nächstes berührt die Schulter das Promontorium auf der Liegeseite und wird somit nach unten gedrückt. Wenn das Trauma in dieser Phase entstand, wird die Schulter der Liegeseite niedriger sein, weil diese Schulter von dem Promontorium festgehalten wurde. Als Behandelnder wissen Sie dann, wann die Traumatisierung stattgefunden hat. Sie können das Geburtstrauma auf der tiefsten Ebene aktivieren, indem Sie das Baby in diese Position bringen. Zur gleichen Zeit berührt das Gesicht des Babys das untere Sacrum, die Nase streift das Kreuzbein und Sie können häufig Babys mit roten Malen auf der Stirn, mit einer leicht zerdrückten Nase und einer tiefer sitzenden Schulter sehen. Diese Faktoren wirken alle zusammen, darin zeigt sich kombinierte Erinnerung. Deshalb speichern Berührungsstellen zwischen dem kindlichen und dem mütterlichen Körper, eingenommene Körperhaltungen und Bewegungsmuster während der Geburt die Erinnerung. Die Bewegungsmuster werden immer und immer wieder in unbewußten Muskelschichten wiederholt, bis das Trauma gelöst ist.

Das ist der Grund, warum ein Trauma so auszehrend und bedrückend wirkt. Der Körper versucht in subtiler Weise auf das Trauma aufmerksam zu machen. Wenn der Kopf das Promontorium passiert hat, wird das Gesicht nach unten gedreht, auch das ist eine Bewegung, so wie jede Wendung des Kopfes Bewegung bedeutet. Dieses Baby hier liegt in der linksseitigen Lage. Es dreht seinen Kopf ein wenig zur linken Seite, um in den Geburtskanal einzutreten (Emerson zeigt den Vorgang anhand einer Modellpuppe und eines Modellbeckens). Auch das wird keine anhaltende Position bleiben, sondern mit jedem Grad der Kopfdrehung aus der zentralen Stellung heraus schraubt sich der Kopf des Kindes um 9° weiter in den Geburtskanal hinein. Insgesamt wird eine 90°-Drehung vollzogen, d.h. also, eine 2°-Stellung des Kopfes entspricht einer 18°-Rotation, eine 3°-Stellung des Kopfes entspricht einer 27°-Rotation usw. Wenn der Kopf keine Verschiebung aufweist, hat auch bei der Drehung kein Trauma stattgefunden. Es gibt vier Geburtsphasen, die nach der Schädellage des Säuglings benannt sind: Bei Phase 1 liegt der Kopf quer mit dem Gesicht in Richtung Beckenschaufel, bevor sich das Gesicht nach unten wendet. Phase 2 entspricht der Zeit, die der Kopf zur Drehung braucht. Phase 3 bezeichnet die Zeit, während der sich der Kopf in der vorderen oder hinteren Hinterhauptslage befindet. In Phase 4 ist der Kopf bereits geboren und dreht sich in seine ursprüngliche Position zurück. Auf dieser Reise werden unendlich viele Körperhaltungen eingenommen, aber nur in Phase 2 und 4 finden wir Körperdrehungen.

Wenn Sie sich Babys anschauen, werden Sie beobachten können, daß das Bein auf der Liegeseite (es liegt auf der mütterlichen Wirbelsäule) dreimal häufiger verkürzt ist als das andere Bein. Das hat seine Ursache darin, daß der Uterus eine Kurvatur aufweist, der das Bein auf der Liegeseite nachfolgt. Demzufolge wird das Bein einem höheren Geburtsdruck ausgesetzt und zieht sich deshalb einwärts.

Der Atlas ist ein weiterer Körperbereich, der sehr häufig eine Geburtstraumatisierung erfährt. Zu Geburtsbeginn ist der Atlas hohem Druck ausgesetzt, der Druck zieht vom Kopf direkt in Schulter und Schulterblatt, ein enorm hoher diagonaler Druck.

Ich denke gerade an Frank. Er war bewegungsunfähig und hatte nur minimale Fertigkeiten, etwas selbst zu tun. Seine Ärzte behaupteten, daß er diesen Zustand und seine Kontaktarmut bis an sein Lebensende behalten würde. Die Eltern baten mich um Hilfe. Ich hatte mit Kindern gearbeitet, die an Gehirnlähmung oder Polio litten und die entwicklungsgestört oder hirnverletzt waren. Dabei konnte ich übereinstimmend zwei Voraussetzungen feststellen. Erstens: wenn eine Verletzung die Ursache für die vorliegende Störung war, waren der verletzte Körperbereich und der

Körperbereich, der während der Geburt traumatisiert worden war, identisch. Zweitens: wenn man in Streßsituationen kommt, neigt der Körper dazu, diese Traumahaltung einzunehmen. Zurück zu Frank. Ich behandelte Frank mit geburtssimulierender Massage. Er tauchte dabei einige Male in sehr tiefe Katharsis ein, bei der er inmitten von Zorn einige Bewegungen machte, die niemand vorher gesehen hatte. Wir waren sehr überrascht darüber, welche Verbindungen zu seiner Wut bestanden. Manchmal war er zu ängstlich und wollte nicht mehr zu mir kommen, manchmal konnte er es nicht erwarten. Wir überließen ihm die Führung über den Ablauf. Manchmal gönnten wir ihm eine Pause. Nach 20 Sitzungen manifestierte er im Zusammenhang mit der Traumaheilung eine erstaunliche Geschicklichkeit mit seiner rechten Hand. Er fing an mit seinen Hemdenknöpfen herumzuspielen, drehte die Knöpfe des Fernsehgerätes und des Radios an und aus, steckte Schlüssel in die passenden Schlösser und öffnete Türen. Er beschäftigte sich damit stundenlang, Tag für Tag und es wurde offenkundig, daß er seine Sache gefunden hatte. Heute verdient er mit der Montage medizinischer Spritzen 12 000 $ jährlich, lebt in seinem eigenen Heim, kann gehen und für sich selbst sorgen und ist verheiratet. In seinem Fall war die Entwicklungsverzögerung durch Sauerstoffmangel während der Geburt verursacht, also eine neurologische Funktionsstörung, was die Verbindung zwischen Trauma und Fehlleistung erklärt. Oft findet sich bei entwicklungsgestörten Kindern eine Vielzahl von Organschädigungen. Dann kann ihre Funktionsfähigkeit zwar gesteigert werden, eine derart grundlegende Veränderung wie bei Frank jedoch nicht erreicht werden. Ich habe einmal mit einem Kind mit zerebraler Kinderlähmung gearbeitet und sein Zustand verbesserte sich sprunghaft. Sein Arzt rief mich an, um sich zu erkundigen, was um alles in der Welt …, jetzt machte er wirklich Fortschritte.

Die Begegnung mit dem eigenen Trauma öffnet bei gesunden Menschen den Zugang zu den ureigensten Qualitäten. In der Phase der Traumaheilung erwacht in jedem Menschen eine neue Ausrichtung der Aufmerksamkeit, wohingegen das Trauma den Ausdruck unserer Einzigartigkeit verhindert. Heile das Trauma und diese Einzigartigkeit offenbart sich. Ein großer Vorteil in der Behandlung von schwer behinderten Menschen liegt genau darin, daß sie ihre eigenen Fähigkeiten entdecken können. Sie entfalten sich eigenständig ohne Initiative, Ermutigung oder Unterstützung der Eltern. Wenn dieser Status einmal erreicht ist, begegnen sie einem Menschen, der wirklich auf seine eigene Schaffenskraft eingestimmt ist. Diese Kraft ist lebendig, erneuert sich immer wieder aus sich selbst und wirkt motivierend. Es wäre eine gute Sache, über ein ganzes Jahr hinweg mit mehrfach entwicklungsverzögerten Kindern Geburtsspiele durchzuführen und gleichzeitig mit den aufbrechenden Gefühlen zu arbeiten.

Einer meiner Doktoranden befindet sich in einer speziellen Ausbildung, sodaß wir ein Pilotprojekt mit schwer erziehbaren und entwicklungsgestörten Kindern starteten. Wir versetzten sie in Hypnose und unterrichteten sie in diesem Zustand, dabei arbeiteten sie zwei- bis dreimal besser als in ihrem normalen Wachbewußtsein. Warum war dies möglich und wie konnten wir diese Fähigkeiten transferieren? Um traumatische Erfahrungen von der Geburt befreien zu können, sollte das Wissen um die damit verbundenen Gefühle in den Grad der Geburtsspiele miteinfließen. Sie können den Kindern erklären, daß tiefe Gefühle in ihnen verborgen liegen, kleine fühlende Wesen, die weinen und schreien möchten. Diese Wesen flechten Sie in die Geburtsspiele mit ein. Ein Lehrer einer englischen Schule, in der diese Vorgehensweise angewandt wird, berichtete, daß die Kinder sehr schnell Fortschritte machen, daß sie in sich stärker zentriert sind und über größere Konzentration verfügen, wirklich präsent sind und leichter lernen. Es wird dem Ganzen die Heftigkeit genommen. Wenn Sie ein entwicklungsverzögertes Kind hypnotisieren, wird es von seinem Selbstbild getrennt. Sie finden zu ihrer Mitte und öffnen sich leichter für höhere, spirituelle Kräfte in ihrem Inneren. Eine echte Hoffnung besteht für geistig und körperlich behinderte Kinder darin, daß ihr Problem bisher mißverstanden wurde. Entwicklungsverlangsamung übernimmt eigentlich eine äußere Funktion dafür, daß diese Menschen in eine innere Dimension getrieben werden. Ich glaube eine ihrer größten Stärken ist spiritueller Natur, deshalb sollten sie in intuitiver Weise lernen können. Dann lernen sie ihrer eigenen Intuition zu vertrauen, lernen also eher induktiv als deduktiv. Wenn meine Annahme zutrifft, bestünde ein weiterer Schritt darin, mit diesen Kindern zu meditieren. Gezielte, tägliche Übungen mit rhythmischen Klängen, Trancephasen, Babymassage, mit Gehalten- und Gewiegtwerden. Können Sie mit den Kindern in diesem Seinszustand Kontakt aufnehmen, kann auch in weiten Bereichen Heilung geschehen. Das Höhere Selbst ist der Ort in uns, der die Funktion des Zeugen für alle Seinsbereiche innehat. Er schließt das Gedächtnis unserer Ahnen mit ein, unser Erbe, unsere einzigartigen menschlichen Qualitäten. Indem geistig zurückgebliebene Menschen hypnotisiert werden, können sie einen Weg zu dieser Quelle in sich selbst finden und von dort aus handeln. Dieser Zustand ist mehr mit Göttlichkeit und Weisheit als mit dem Wissen und den Richtlinien der äußeren Welt verbunden.

Zur Zeit basiert die Forschung auf dem Gebiet der Psychologie und Psychiatrie auf sensorischen Maßnahmen und sensorischer Stimulation, um eine kognitive Entwicklung, neurologische Sensitivität und neurologische Funktionsstörungen zu verbessern. An diesem Punkt weicht dieser Workshop von der gängigen Lehrmeinung ab, weil wir nicht nur nach der Wahrscheinlichkeit einer neurologischen Störung oder Behinderung suchen, sondern auch Symptome wie Verzweiflung, Schmerz und ungelöste Traumata mit einbeziehen. 10% der Babys, die an mich überwiesen wurden, wurden als neurologisch oder körperlich geschädigt diagnostiziert. Ein Pädiater sagte z. B., daß eines der Babys einen angeborenen Hüftschaden hätte. Ich begutachtete das Baby, behandelte es mit geburtssimulierender Massage, und nach einigen Sitzungen entspannten sich seine Gliedmaßen, insbesondere seine „C"-Kurve. Sein Körper war derart verspannt, daß die Hüfte weit nach oben gezogen war und wie festgefroren in dieser Spannung verharrte. Nachdem die geburtssimulierende Massage zur Entspannung geführt hatte, hatte das Baby freien Bewegungsspielraum. Die meisten Ärzte sehen 6 bis 8 Patienten in der Stunde, können aber so viele Informationen gar nicht verdauen. Ich bin keine Gegner der Medizin, aber realistisch in der Einschätzung dessen, was Ärzte leisten können. Ich arbeitete mit einem kleinen Mädchen, das Stimmbandlähmung hatte. In einer einzigen Sitzung gab sie ihren ersten Laut von sich. Genauso behandelte ich Babys mit Krampfanfällen, sogenannten angeborenen Störungen, erfolgreich.

Als nächstes möchte ich Ihnen eine Technik vorstellen, die ich Attackieren nenne. Ich benutze sie, wenn ich mit Eltern zusammenarbeite, die für das Kind nicht präsent sind, die sich für Empathie und Mitgefühl nicht öffnen können. Ich behandelte einmal ein Kind, dessen Eltern die besten Absichten hatten, aber entweder nicht genügend Interesse hatten oder sich nicht in das Kind einfühlen konnten. Die Mutter reagierte auf intensive Gefühle mit Hysterie. Wenn das Baby schrie, lenkte ihre Mutter es sofort ab, wodurch sich das Baby noch bindungsloser fühlte. Die Mutter ist zwar eine Frau, die ihr Kind liebt, aber selbst ungelöste Themen im Zusammenhang mit ihren eigenen Gefühlen in der Kindheit hat. Ich muß also einerseits ihr inneres Kind respektieren und andererseits einen Weg finden, bei diesem Paar die Fähigkeit zur Unterstützung ihrer kleinen Tochter zu mobilisieren. Den Vater erachtete ich als so normal wie Sie und mich. Beide haben keine größeren psychologischen Schädigungen davongetragen. Der Vater wirkte ein wenig zugänglicher, deshalb beschloß ich ihn statt der Mutter ein wenig aus der Reserve zu locken. Ich brauchte nur mit dem Kaiserschnitt-Hebegriff zu beginnen. Man kann mit Sicherheit sagen, daß Babys während einer Kaiserschnittgeburt mit Ängstlichkeit oder zumindest mit Objektivität berührt werden oder sogar gefühlskalt bzw. indifferent, da das einzige Ziel ist, das Baby herauszuholen und die Ärzte sich über mögliche Risikofaktoren Gedanken machen. Oft werden die Babys mit einem Ruck am Nacken herausgezerrt, was dann über den Rücken bis in den Beckenbereich hinab abstrahlt.

Erinnerungen an das Trauma werden an den Kontaktstellen des Körpers festgehalten, denen das Trauma widerfahren ist. In ihrem speziellen Fall wurde das Trauma zu dem Zeitpunkt hervorgerufen, als sie am Nacken hochgehoben wurde und diese ruckartige Bewegung über die Rückenmuskulatur an das Becken weitergegeben wurde. Da die Aktivierung des Beckens eine geringere emotionale Intensität auslöst, ist es angemessener zuerst in der Beckengegend zu arbeiten.

Die Eltern konnten ihr Baby nicht spiegeln, weil sie in ihren eigenen Reaktionen verhaftet waren. Sie reagierten aufeinander und auf ihr eigenes Unbehagen. Wenn Sie Eltern in ihrer Praxis haben, bei denen Sie liebende Gefühle spüren können, dann nimmt sie auch das Baby wahr. Das Problem besteht eher darin, daß sie die Möglichkeiten der Kommunikation disqualifizieren, sie nicht ernst nehmen. Was könnten sie sagen? Du bist sehr erschreckt worden, du bist ärgerlich; setzen Sie selbst ein Wort ein, das Ihnen passend erscheint. Solange die Aussage mit der Liebe der Eltern verbunden bleibt, ist alles besser, als disqualifizierend zu reagieren, und Ihre eigene Karuna, Ihr eigenes Mitgefühl und Ihre Intention fordert, die Gefühle so auszudrücken, wie Sie sie erleben und wahrnehmen. Vor der Sitzung hatte ich bereits die Körperstelle palpiert, an der sie von dem Arzt berührt worden war. Sie können exakt ertasten und erfühlen, wo die Erinnerungen gehalten werden, das können auch Sie erlernen. Ich hob sie also sehr sanft in die Höhe, sie geriet jedoch jedesmal außer sich. Das ist der Punkt, an dem man sein inneres Gleichgewicht verliert und sich zu fürchten beginnt. Ich glaube, sie hatte große Angst und war gleichzeitig richtig ärgerlich über mein Störmanöver. Die meisten Babys, die mit Kaiserschnitt entbunden wurden, haben Abgrenzungsschwierigkeiten und Probleme damit, belästigt zu werden. Ihre erste Begegnung mit der Außenwelt entspricht, wie wir alle wissen, dem folgenden Bild: irgend jemand öffnet die Tür, ohne zuvor anzuklopfen, schnappt nach ihnen, legt sie auf irgendeinen Tisch, prokelt in ihren Nasen und Augen herum, wischt ihren Mund aus und rubbelt ihren Körper mit einem rauhen Handtuch ab. „Wo sind Mama und Papa?“. An dieser Stelle verbinden sich Geburt und sexueller Mißbrauch, weil mit dem erwähnten Vorgang der Grundstein für eine Neigung gelegt wird, sich nicht gegen andere abgrenzen zu können. Es ist schwer „Nein“ zu sagen, wenn der ganze Charakter und die persönliche Bedingtheit unfähig sind, einer zudringlichen Macht Einhalt zu gebieten. Gesunde Babys können das, sie reagieren mit Schreien und Weinen, sodaß man zurückweichen muß.

Mein kleiner Junge ist durch einen Kaiserschnitt auf diese Welt gekommen. Ich führte zuvor ein vertrauliches Gespräch mit der verantwortlichen Ärztin, indem ich ihr von meinem Erfahrungshintergrund und meinem Tätigkeitsbereich erzählte. Sie war großartig. Sie sprach mit der Stationsleiterin, einer gewichtigen Person und ehemaligen Sergeantin beim Militär, „Bitte beruhigen Sie sich und verlassen den Raum“. Dann ließ ich unsere Musik laufen, die wir während der Schwangerschaft gehört hatten, damit er sie vor, während und nach der Entbindung hören konnte. Ich blieb bei ihnen und erklärte dem Jungen, was passieren würde, daß die Ärzte meine Frau öffnen würden und daß sie dabei keine Schmerzen hätte. Und als sie ihn dann herausholten, zeigte er keinerlei Erschrecken, sondern verbog nur ein wenig die Finger der Ärztin. Nach 15 Sekunden Untersuchungszeit schickte ich sie alle weg, nahm ihn auf den Arm und ging mit ihm den Gang entlang, mit einem langen Zug des Geburtsteams im Schlepptau, die murmelten, „aber wir müßten …“. Ich antwortete: „Später, wir sind gerade beschäftigt“ und ging lächelnd davon.

Mein erster Ansatz in der oben geschilderten Behandlungssituation bestand darin, die Gefühle des Mädchens gegenüber dem Vater zu verbalisieren. Augenblicklich veränderte sich die Qualität ihres Weinens, es kam mehr aus ihrer Mitte und wurde ruhiger, sobald ich mich geäußert hatte, so als wollte sie sagen, „Oh, da ist jemand“. Sie verstand die Worte nicht, aber sie spürte, daß sich im Raum eine Atmosphäre verbreitete, die Verständnis für ihre Erfahrungen hatte und an ihrer Seite war. Ich wußte, daß sie wirklich erschreckt war, und sie weiß, daß ich es weiß und sie nicht mehr mit ihren Gefühlen allein gelassen wird. Danach wurde ihr Weinen gepresster, ihr Zorn brach auf. An einem bestimmten Punkt sagte ich zu ihrem Vater, „Sie will nicht, daß Sie ihr beibringen wollen, es sei alles in Ordnung, sie möchte, daß Sie begreifen, daß gar nichts in Ordnung ist. Sie hat große Angst“. Am Anfang tendieren die Menschen dazu zu lügen, wenn sie provoziert werden, aber nach einiger Zeit sammeln sie sich. Dann ist es im therapeutischen Sinne berechtigt, den Eltern der Situation entsprechende Sätze vorzugeben, weil die Kraft ihrer Liebe mitwirkt. Sie können die Worte nachsprechen und dadurch erfühlen, worum es geht.

Oft fühlen sich frischgebackene Eltern wohl, solange ihr Baby nicht weint. Deshalb verhindern sie durch Trost und Beschwichtigung jede Gelegenheit, wirklich mit dem Baby zu kommunizieren. Sie haben selbst diese Konditionierung erlebt, sie handeln genauso, wie sie selbst als Baby behandelt worden sind. Richtig ist jedoch, dem Baby das Weinen zu erlauben und aufmerksam dabei zu sein. Manchmal ist Schreien unangebracht. Ich habe einmal zu meinem Sohn gesagt, „Könntest du jetzt bitte nicht schreien? Du kannst weinen, wenn du willst, aber für mich ist es dann gerade schwer, für dich da zu sein."

Manchmal ist Weinen zermürbend, es stört andere Menschen oder verängstigt sie. Aber Kinder haben keinen Zeitplan, wann sie weinen dürfen und wann nicht. Was ist überhaupt die durchschnittliche Schreizeit eines Babys? In den USA liegt der Durchschnitt bei 2,5 bis 4 Stunden pro Tag. Nehmen wir an, das Baby sei 10 bis 11 Stunden pro Tag wach, dann verbringen sie viel Zeit mit Weinen.

Die meisten kaiserschnittgeborenen Kinder sind noch nicht bereit zu kommen. Wie ich schon an früherer Stelle erwähnt habe, initiiert das Baby den Geburtsprozeß, nicht die Mutter. Dazu bedarf es einer gewissen Willensanstrengung und einer Entscheidung, die die meisten Babys, bei denen ein Kaiserschnitt angesetzt wird, noch nicht getroffen haben. Es ist noch zu früh für sie, sie wollen weiter drücken, sie wissen, die Geburt steht bevor und wollen sich selbst herausarbeiten. Sie wissen auch, daß ihnen nicht gestattet wird, irgendetwas zu tun. So ähnlich fühlt man sich, wenn man etwas begonnen hat und es nicht zu Ende bringen darf. Aus einer Anzahl von Babys, die eine normale Geburt gehabt haben sollten, suchte ich wahllos einige zur Untersuchung aus. Ich stellte fest, daß sie einige Symptome aufwiesen, die ein Geburtstrauma indizierten. Eines ist die „C"-Kurve, aber es gibt verläßlichere, die nicht so leicht zu lehren sind, wie z. B. Verschiebung der Schädelknochen oder Verspannungsmuster des Bindegewebes etc. 95% dieser Babys hatten ein gewisses Maß an Geburtstrauma, von mäßig bis schwer. David Chamberlain, Autor des Buches „Woran Babys sich erinnern", sagte frei heraus, daß es wohl nur wenige Babys gibt, die bei der gegenwärtigen Technologie einem Trauma entkommen können. Mir sind tatsächlich einige Babys ohne Trauma begegnet. Ein anderer Forscher, der untraumatisierte Babys beobachtete, stellte fest, daß die Schreizeit nur 20 Minuten beträgt. Es sind sehr kurze Schreie, oft nur ein Wimmern, um ein Bedürfnis mitzuteilen.

Meine Arbeitsprämisse ist, Menschen in ihren Entscheidungen zu respektieren, selbst wenn sie „Nein" sagen, obwohl ihr Kind 12 Sitzungen brauchte. Das gibt mir viel Freiraum, Dinge zu sagen, die ich sonst nicht äußern würde. Weinen ist gut, weil es die Lungen erweitert und das gesamte parasympathische Nervensystem in Gang bringt. In Tränen ist ein Hormon enthalten, ich glaube ein Cortisolderivat, das inneren Streß löst.

Im Geburtsverlauf findet immer eine Vorbereitung auf die Atmung statt. Wenn Flüssigkeit geschluckt wird, entstehen später Komplikationen, in Abhängigkeit von der aufgenommenen Flüssigkeitsmenge. Angst im Zusammenhang mit einer vorzeitigen Geburt kann bei dem Kind Stuhlentleerung verursachen. Wenn die Fäkalien das Fruchtwasser verunreinigen und von dem Kind geschluckt werden, können Infektionen oder sogar der Tod folgen. Typische Spätfolge nach einer Fruchtwasseraspiration ist eine 100%ige Risikobereitschaft des Kindes für bronchiale, asthmatische oder Lungensymptomatik. Zudem ist die Wahrscheinlichkeit sehr hoch, daß es auf der Erlebensebene mit Erstickungsgefühlen, Sauerstoffmangel, Verhungern und/oder Nahtoderfahrungen konfrontiert wird. Möglicherweise zeigen sie viel Angst, besonders im Zusammenhang mit Übergangssituationen, eine tiefe physiologische Angst, die in Funktionsstörungen des Atmungstraktes zum Ausdruck kommt. Sie haben in ihrem späteren Leben eine stärkere Neigung zu rauchen oder Alkohol zu trinken, da es sich um ein orales Trauma handelt und somit ein orales Anpassungssyndrom vorliegt. Deshalb nutzen sie voraussichtlich Substanzen als Abwehrmechanismus für ihr ungelöstes Trauma. Wenn die Babys Fruchtwasser schlucken, werden an ihnen medizinische Interventionen wie Absaugen und die Gabe von Antibiotika sowie Infusionen durchgeführt, die noch mehr Angst, Gefühle des In-sie-Eindringens und körperlichen Schmerz verursachen. Diese Kinder müssen auf den Armen gehalten werden und aus ihrer Abwehrhaltung befreit werden.

Im Idealfall sind Ihre Berührungen genauso mitfühlend wie Ihre Gefühle und Ihre Worte. Mit empathischer Berührung meine ich, wenn ein Kind von seiner linksseitigen Lage eine Knochenverschiebung hat, was allgemein üblich ist, dann würden Sie die Stelle der Verschiebung berühren und würden somit durch Verstärkung der körperlichen Veränderung eine somatische Katharsis auslösen, die mit einer emotionalen Katharsis vergleichbar ist. Die Verschiebung hält die Erinnerung fest. Sagen wir, der Kopf des Kindes ist auf bestimmte Weise verformt – erinnern Sie sich daran, Körperhaltungen bewahren die Erinnerung, wenn dort also ein ungelöstes Trauma vorliegt, könnte eine Manifestation darin bestehen, daß der Schädel des Babys und sein Scheitelbein nach unten verschoben ist, weil es linksseitig gelegen hat, und wenn es bei der Vorwärtsbewegung auf das Promontorium aufstößt und die Mutter unter Schock steht oder eine Zangengeburt droht, dann bleiben diese Knochen in dieser nach unten verschobenen Position.

Es gibt drei Techniken. Das Ovular ist mit einem alten Kleinwagen zu vergleichen, er bringt Sie an den gewünschten Ort, ist aber uneffizient, hat wenig Komfort und ignoriert alle Feinheiten des Lebens. Die allgemein übliche Technik ist wie ein Cadillac, er hat viel Klasse, er ist vielleicht ein wenig schwerfällig, braucht eine Menge Benzin, aber er ist komfortabel, er bringt Sie ans Ziel, er ist zuverlässig, und wenn Sie in einen Unfall verwickelt werden, ist er auch recht sicher. Dann gibt es noch eine spezifische Technik oder eine in besonderem Maße weiterentwickelte Technik. Das ist die somatische oder empathische Technik, bei der Sie das Trauma im Körper lesen können und die besonderen Empfindungen in den Körperstellen wachrufen, in denen das Trauma festsitzt. Die gebräuchlichste Technik untergliedert sich in zwanzig Varianten, je nach den unterschiedlichen Traumaarten. Zuerst bildet der Zeigefinger ihrer dominanten Hand das Promontorium. Das ist der Hauptbrennpunkt, auf den der Kopf und der Körper des Babys trifft. Achten Sie darauf, wie Ihr Finger ausgerichtet ist, wenn Sie die kontinuierlichen Massagebewegungen auf dem Kopf des Kindes ausführen. Verfolgen Sie die Spur des Promontoriums – der Finger beginnt oben auf dem Kopf und Sie streichen seitlich abwärts gerade bis unterhalb des Ohrläppchens, der Kopf dreht sich, d. h., Ihr Finger geht ganz bis unter das Kinn. Das ist die erste anhaltende Streichbewegung, die Geburtserinnerungen im Baby stimuliert. Bei einer rechtsseitigen Lage behandeln Sie das Baby auf der rechten Seite. Was als Nächstes mit dem Kopf des Babys passiert: sobald er sich in das Becken hineingedreht hat, rutscht er tiefer, bewegt sich erst nach vorn und dann zurück. Im nächsten Schritt bildet Ihre Hand das Kreuzbein, sie beginnt am oberen Rand der Stirn über die Augen zur Nase, die Sie zwischen die Finger nehmen, sodaß das Baby atmen kann, bis ganz hinunter zum Kinn. Für die Babys fühlt es sich im Gesicht an wie auf einem Schleifstein festgezurrt zu sein. Wenn Sie den Vorgang intensivieren, indem Sie gleichzeitig den Kopf anheben, gestalten Sie einen Bewegungsablauf, der der Erinnerung gleichkommt. Normalerweise dreht sich der Kopf des Kindes, wenn er geboren ist, in die ursprüngliche Position zurück. Um diese Phase zu aktivieren, können Sie ihre Hände an beiden Seiten des Kopfes positionieren und ihn sanft in die ursprüngliche Richtung zurückdrehen. Fast immer befinden sich Hände am Kopf des Babys, um es aufzufangen, und sie liegen seitlich an, weil niemand mit seinen Fingern in die Augen oder in den Mund greifen möchte.

Das wiederum ist keine Streichbewegung, sondern eine Haltetechnik. Als nächstes kommt die Promontorium-Streichbewegung, bei der Ihre Finger das Promontorium repräsentieren. Danach werden Ihre Finger zur Symphyse, dem oberen vorderen Beckenrand. Denken Sie daran, daß die Symphyse der Liegeseite gegenüber liegt, in diesem Falle also der rechten Seite. Sehen Sie, wie weit sie sich ausdehnt, bis sich der Kopf des Kindes dreht? Sie reicht bis weit unter das Ohr, fast bis zum Halsansatz, und dann folgt sie der seitlichen Halslinie. Sie streichen also auf der rechten Seite gerade hinunter über das Ohr und dann um den Hals herum zum Nacken bis hin zur Basis des Os occipitale. Jetzt befindet sich die Symphyse im Nackenbereich und wirkt wie ein Brennpunkt. Jetzt rutscht der Kopf tiefer. Auf den oberen Rücken, der als Stützpunkt dient, wenn der Kopf sich in die Ursprungsposition zurückdreht, wird starker Druck ausgeübt. Dies ist eine Bewegungsabfolge und keine Streichbewegung, in der Sie ihre Hand auf die Stirn des Babys legen und sie kräftig den Nacken hinunter streichen, den Kopf nach oben ziehen und dann nur Ihre Finger 0,5 bis 1 cm den Nacken hinunter bewegen.

Der letzte Schritt ist die Drehung des Kopfes in die ursprüngliche Position. Wichtig dabei ist, diese Phase nur dann durchzuführen, wenn sich das Baby ganz wohl fühlt, z. B. beim Stillen in den Armen der Mutter. Sie selbst sollten nicht bemüht sein oder besonders gut sein wollen, indem Sie einen vollständigen Verlauf der genannten Techniken bewerkstelligen. Sie bewegen ihre Hände oder Finger so lange, bis Gefühle aufbrechen, und hören dann auf. Wenn das Baby gestillt werden möchte, nehmen Sie ihre Hand weg oder lassen sie ruhig liegen. Sobald Sie die innere Verbindung zu dem Baby verlieren, schlagen Sie der Mutter vor, es aufzunehmen und zu wiegen oder was immer ihr selbst einfällt. Beginnt das Baby zu weinen, schließt dann die Augen, geht nach innen und fängt dann an zu kreischen, haben Sie den Kontakt verloren. Hören Sie auf mit dem, was Sie gerade tun, bemühen Sie sich nicht und versuchen ein großer Körpertherapeut zu sein, beenden Sie diese eine Bewegung und stellen dann sicher, daß Sie mit dem Kind wieder verbunden sind.

Bei einem Baby beginnen Sie mit dem Energiekörper und nicht mit dem physischen Körper. Benutzen Sie hierbei dieselben Bewegungsabläufe. Das mag den Eltern ein wenig wie Voodoozauber vorkommen, aber überzeugen Sie sie von der Richtigkeit Ihres Tuns. Ich nähere mich dem Baby, bis ich den Energiekörper erspüren kann, und vollziehe dann die gleichen Bewegungsmuster. Wenn das Kind erregt wird, hören Sie auf und achten auf Ihre eigenen Gefühle. Manche Babys tauchen daraufhin umgehend in ihre Geburtsgefühle ein, d. h. daß Sie es mit sehr empfindsamen Menschen zu tun haben, die wie Geigensaiten eine feine Einstimmung benötigen. Manche Menschen ähneln Elefanten oder Felsen. Was für das eine Baby Traumatisierung bedeutet, ist für ein anderes überhaupt nicht traumatisierend. Deshalb müssen Sie die Kontaktebene finden, auf der Sie arbeiten können. Beginnen Sie weiter entfernt vom Körper und nähern sich Stück für Stück, bis Sie den Abstand gefunden haben, in dem die Gefühle aktiviert werden. Sie werden einen Ort finden, an dem Sie arbeiten wollen, benutzen Sie Ihre Intuition, vielleicht auf einer Seite oder auf der anderen oder auf beiden Seiten gleichzeitig. Der stärkste Auslöser für die Gefühle ist, das Baby in die Liegeseite zu bringen. Die Mutter hält das Baby hier am Körper und Sie führen die Bewegungsmuster mit direkter Berührung durch. Das ist die höchste Ebene der geburtssimulierenden Massage. Wenn das Baby diesen Ablauf ohne Gefühlsausbruch erleben kann, ist das Trauma geheilt.

Zur Erinnerung: Je schwerer das Trauma, desto wichtiger ist es, erst eine veränderte Erfahrung der Traumasituation zu ermöglichen. Die Mütter sind mit einem Badeanzug bekleidet, haben das Baby auf ihrem Schoß, die Füße des Babys zeigen auf den Bauch der Mutter, der Vater ist auch da mit entblößten Beinen der Mutter gegenüber, und vielleicht auch die Geschwister. Das Baby robbt an den Beinen der Mutter abwärts, der physische Körper wird nicht berührt, der Energiekörper kann berührt werden, das Baby stößt sich mit den Beinen nach unten, der Vater fängt das Baby auf und alle sagen „Jaaa!“. Das ist keine Geburtssimulation, sondern läßt das Baby die Kraft seiner Beine fühlen, was zwar auch Geburtsgefühle wachrufen wird, aber während der Entwicklung anderer, untraumatischer Erlebensmuster nehmen Sie die Geburtsgefühle nur zur Kenntnis und wenden sich dann innerlich sofort von ihnen ab. Wenn ich meine Hand hier unter die Füße lege und das Baby stößt dagegen, sagen alle, „Ja, du hast es geschafft“. Bei schwer traumatisierten Babys beginne ich mit der geburtssimulierenden Massage erst nach 3 bis 4 Sitzungen der Umorientierung. Meistens liegen die Babys im Schoß der Mutter, manchmal auch auf einem hohen Tisch mit der Mutter, die Körperkontakt hält, ganz in der Nähe. Wenn die Babys das Alter von 6 Monaten erreicht haben, findet alles mehr über den Schoß der Mutter hinweg oder mit Laken auf dem Boden statt. Je älter die Kinder sind, desto eher kann die Sitzung auf einem Tisch oder auf dem Fußboden stattfinden, aber normalerweise wollen 85% der Kinder in den Armen oder auf dem Schoß der Mutter gehalten werden.

Um die Wirkung der Behandlungsmethode auswerten zu können, brachte ich traumatisierte Kinder willkürlich in eine Behandlungsgruppe oder eine Vergleichsgruppe. Beide Gruppen wurden über den Zeitraum von 16 Jahren beobachtet. Bei 70% der Fälle wurde eine Behandlung wegen Geburtstrauma durchgeführt, die übrigen wurden wegen einer Vielzahl anderer Traumata behandelt. Über die Hälfte der Kinder aus der Behandlungsgruppe wurden im Säuglingsalter therapiert und alle Kinder entstammten psychologisch gesunden Familien. Der Grund dafür war, daß alle Kinder Symptome hatten und ich nur mit dem Trauma und nicht mit neurotischen oder psychopathologischen Mustern umgehen wollte. Ich fand heraus, daß sich viele Symptomkomplexe veränderten. Viele Symptome der Säuglingszeit wie z. B. nächtliches Erwachen oder Magen-Darm-Störungen, Koliken und anhaltendes Schreien verbesserten sich im Verlauf der Behandlung. Auch Probleme des Kindesalters wie Aggressivität, mangelnde Sozialisation, Drogenmißbrauch oder Lernstörungen standen mit dem ungelösten Trauma in Beziehung und konnten im Verlauf der Behandlung korrigiert werden. Die bestehenden Symptome, Beschwerden, die die Eltern vorbrachten, verschwanden bei 90% der Fälle völlig, pädiatrische Symptome bei über 50% aller Fälle und Symptome eines ungelösten Traumas bestanden in weniger als 1% in den Nachuntersuchungen.

Was mich am meisten überraschte, war die Tatsache, daß zum Zeitpunkt der Traumaheilung, also der intensivsten Phase, in der die Katharsis ihren Höhepunkt erreicht, einzigartige menschliche Begabungen aufblühen, Manifestationen angeborener Talente und Fähigkeiten. Ich war jahrelang dafür blind gewesen, weil ich nur auf die Symptomlösung fixiert war. Die Eltern berichteten mir davon, aber ich habe ihnen keine Aufmerksamkeit geschenkt. Nach und nach erkannte ich, daß sich durch die Traumaheilung die Psyche der Kinder für eine erstaunliche Tiefe geöffnet hatte. Ich entdeckte, daß die Tiefe der Psyche den Keim für verborgene menschliche Qualitäten, Talente und Fähigkeiten in sich trägt. Wenn das Trauma geheilt wird, treten sie ein in diese Tiefe der Psyche, das Trauma hat sich aufgelöst und die Psyche ist weit geöffnet und dort liegen die einzigartigen menschlichen Begabungen. Es gibt zwei Hauptvektoren, die sich jederzeit ausdrücken wollen, einerseits das ungelöste Trauma und andererseits unsere fundamentale Bestimmung. In uns existiert ein Kern, der niemals von dem Trauma berührt wird: das Selbst, das die Aufgabe des Zeugen innehat. Es ist frei von Schmerz, Beschränkungen, Ablehnung und Unterdrückung, es ist unsere elementare Natur. Wir kommen vom Geist, wir gehen zum Geist, wir sind Geist in unserem innersten Kern, wir haben unsere Gründe, hier auf Erden zu sein, unsere Aufgabe, Talente, Interessen. Dies alles zusammen ist unsere potentielle Größe. Damit verflochten sind das persönliche Unbewußte und das kollektive Unbewußte. Über letzteres hat Jung viel geschrieben. In ihm sind die Erinnerungen unserer Vorfahren, die Archetypen und die genetischen Einflüsse gespeichert. Im persönlichen Unbewußten sind unsere Erfahrungen enthalten, die für uns überwältigend waren und deshalb von uns unterdrückt werden müssen. Freud, Jung und die frühen Analytiker haben sich über Verdrängung, Verweigerung und Abwehrmechanismen geäußert und darüber, daß sie in die Sackgasse führen. Dort liegt das Trauma. Wenn Sie das Trauma auflösen, finden Sie Zugang zu der Tiefe der Seele. Das ist die theoretische Begründung dafür, warum Sie dieses großartige Aufbrechen menschlicher Einzigartigkeit, menschlichen Potentials und spezieller Talente beobachten können, wenn sich das Trauma auflöst. Kinder, die behandelt wurden, sind außergewöhnlich normal, sozial und freundlich, liebenswert und kontaktfreudig, und doch haben sie etwas Besonderes in ihrem Wesen. In ihren Augen spiegelt sich viel Lebendigkeit. Sie sind einzigartig, sie haben ihre eigene Sache gefunden, sie werden aus dem Inneren geführt, aus sich selbst heraus. Diese Begabungen entfalten sich ohne die Initiative ihrer Eltern. Das kann manchmal sehr aufreizend wirken. Es ist manchmal völlig zum Verrücktwerden, wie bei dieser Familie, mit der ich gerade arbeite. Der Vater ist ein echter Sofahocker. Er kommt aus der Fabrik nach Hause und setzt sich vor den Fernseher. Die Mutter ist Lehrerin an einer Grundschule und hat Kinder satt, wenn sie nach Hause kommt. Er war das letzte Kind und seine Eltern hatten inzwischen genug von Kindern, schenkten ihm deshalb auch wenig Aufmerksamkeit. Aber er hatte ein beträchtliches Maß an Trauma: eine Operation, seine Geburt und der Tod seines Onkels, der in ihm Verlassenheitsgefühle zurückließ. Mitten in der Heilung seines Traumas wandelte er sich und entwickelte sich von einem hyperaktiven zu einem sehr ruhigen Kind, das anfing Musik zu hören. Er liebte Country- und Western-Musik. Bisher hatte sich aus seiner Familie niemand für diese Musikrichtung interessiert. Er begann, Lieder auswendig zu lernen, sie zu singen und auch neue zu schreiben. Er erlernte das Gitarrenspiel und kaufte sich einen Cowboyhut. Die Eltern schauten mich an, als wollten sie sagen, „Was haben wir eigentlich getan?“. Für einige Zeit waren sie richtig böse auf mich. „Haben Sie ihm gesagt, er soll damit anfangen?“ Gleichzeitig mußten sie jedoch zugeben, daß er seitdem viel glücklicher war, als sie ihn je zuvor gesehen hatten. Seine Schulleistungen verbesserten sich und seine Sozialkontakte sind leichter geworden. Haben Sie je etwas von

„den Spiegel polieren“ gehört? Das ist eine Tai Chi-Übung. Wenn Sie sie regelmäßig wiederholen, werden alle Ihre Fähigkeiten zum Vorschein kommen. Ich habe festgestellt, wenn das menschliche Potential in den Kindern freigesetzt wird, werden auch die Qualitäten, die bisher eher dem Durchschnitt entsprachen, durch die dem Kind innewohnenden Talente gesteigert. Ich weiß nicht warum, aber ich habe es immer wieder beobachten können.

Eine andere Wirkung versetzte mich auch in Erstaunen. Die Therapie schien ein Übungsplatz für Wesensmerkmale zu sein, die der Behandlungsmethode eigen waren. Die Kinder sind in besonderem Maße mit Eigenschaften ausgestattet, die ihnen im Therapieverlauf begegnet sind, wie z. B. Selbstwahrnehmung, emotionale Ausdrucksfähigkeit, emotionale Lösungsfähigkeit, Mitgefühl, positive Lebensbetrachung, Sicherheit und Wahrnehmungsfähigkeit. Im Vergleich zu unbehandelten Kindern verfügten die behandelten Kinder in weit höherem Maße über die genannten Eigenschaften und wurden auch von Menschen ihres direkten Lebensumfeldes in gleicher Weise beschrieben. Deshalb ist es so außerordentlich wichtig, den Säuglingen und Kindern eine Chance durch diese Behandlungsmethode zu geben. Als Erwachsener wird es viel schwieriger, die innerseelischen Anlagen zu Tage zu fördern, weil bereits unsere Risikobereitschaft und Kreativität aus uns herauskonditioniert worden ist. Wir sind älter geworden und verkrustet, wir haben auch unseren Beruf und unsere Kinder. Wir haben keine Zeit übrig, uns in besonderen Bereichen zu entwickeln. Aber Kinder haben diese Zeit, und wenn sie einmal für etwas inspiriert wurden, haben sie genügend Muße, darin Meisterschaft zu erlangen. Gemäß meiner Datensammlung, die ich bisher habe, entwickelten sich bei 80 von 160 Kindern nach der Befreiung ihres Traumas spontan Aktivitäten, die sie im Alter zwischen einem und fünf Jahren täglich für ca. 1 1/2 Stunden ausübten, völlig eigeninitiiert, täglich 1 1/2 Stunden, ohne die sonst typischen elterlichen Sätze: „Könntest du ..., würdest du ...“.

Natürlich haben die Vergleichskinder ebenfalls Talente und bestimmte Interessen, aber sie werden sehr häufig von den Eltern gelenkt und nach einiger Zeit verschwinden sie wieder, wohingegen sich das Engagement der behandelten Kinder für ihre Sache im Laufe der Zeit steigert. An dieser Stelle möchte ich ein Beispiel von einem kleinen Mädchen geben. Nachdem ihre Therapie abgeschlossen war, rief ich ihre Eltern an, um nachzufragen, ob ihnen etwas an ihrer Tochter aufgefallen sei. Die Mutter erzählte: „Sie macht so wunderschöne Bewegungen mit ihren Händen. Ich weiß nicht, woher sie die hat. Sie liegt auf dem Boden, bewegt ihre Hände wie eine Hulatänzerin, hält sie in Richtung Decke und beobachtet sie, einfach schön.“ Ihre Eltern sind echte Hänger ohne jegliches kulturelles Interesse. Ich behandelte das kleine Mädchen im Alter von 9 Monaten und zu dieser Zeit fing sie an zu tanzen. Sie war mit drei Jahren Solotänzerin und wurde mit 9 Jahren in eine Bühnentruppe aufgenommen. Inzwischen ist sie 16 Jahre alt, hat die Höhere Schule vorzeitig beendet und arbeitet jetzt als professionelle Tänzerin in einem Ensemble. Sie übt jede vorstellbare Art des Tanzes aus und malt mit den Fingern. Sie ist ein sehr schönes Wesen, sie weiß, was sie will, aus eigener Antriebskraft. Traumatisierte Kinder werden von ihren Eltern zu Eigenmotivation angespornt. Der Elan, den Sie bei behandelten Kindern wahrnehmen können, lebt von einer inneren Erregung, einer Leidenschaft. Sie können es nicht erwarten zu tun, was sie lieben, es zu einem Ende bringen und sich dadurch gestärkt zu fühlen.

Ich habe Kinder beobachten können, die eine Umorientierung ihrer affektiven und motorischen Kräfte besser bewerkstelligt haben, als ich sie darin hätte anleiten können. Sie entdeckten sogar kreative Möglichkeiten, für sich selbst zu sorgen und ihre geistigen Kapazitäten zu fördern. Ein Junge war z. B. dislexisch, schwer erziehbar und geistig behindert. Nachdem er sein Trauma entlastet hatte, entwickelte sich eine Vorliebe für trommelgleiche Klänge, die innerhalb eines Zeitraumes von 24 bis 48 Stunden zu Motorrädern überging. Seine Mutter nahm ihn deshalb mit hinunter auf die Straße, damit er vorbeifahrenden Motorrädern zuschauen konnte. Wir kauften ihm ein Motorrad. Er zerlegte es in alle Einzelteile und baute es danach selbständig wieder zusammen. Er folgte den Anweisungen der Konstruktionszeichnungen und brachte sich selbst bei, sie lesen zu können. Danach begann er, eigene Übungstechniken auszuarbeiten, damit er Werkzeuge benutzen konnte, deren Gebrauch für ihn sonst nicht möglich gewesen wäre. Er beobachtete sich im Spiegel, während er einen Finger der einen Hand und vier Finger der anderen Hand bewegte. Er fand seine eigene Beschäftigungstherapie und entwarf auf diese Weise neue Bewegungsabläufe nur aus diesem inneren Raum heraus. Alles Wissen, was sie zur Heilung brauchen, liegt in ihnen selbst. Man mag es beeinflussende Erziehung oder induktiv nennen oder auch innere Ressourcen, sie folgen jedoch einer innewohnenden Heilkraft als Wegweiser zurück zur Quelle.

Einmal riefen Eltern an und fragten, „Was haben Sie mit meinem Kind gemacht? Er schreit zwar nicht, aber er hat alle Schubladen in der Küche herausgezogen, wollte dann in die Garage, zog dort alle Schubladen heraus, verstreute meine Werkzeuge überall und hörte nicht auf mit diesem blöden Hammer zu spielen“. Dieser Junge wurde nach der Auflösung seines Traumas extrem neugierig, obwohl er zuvor niemals aktiv war oder sein Umfeld erforschte. Er konnte bis dahin noch nicht krabbeln und schrie deshalb so lange, bis ihn seine Mutter irgendwohin trug, er zeigte sogar, wohin er wollte, entdeckte die Werkzeuge und spielte mit ihnen jeden Tag ca. 11/2 Stunden bis zum Alter von sechs Jahren. Am Anfang hantierte er 4 Stunden täglich mit den Werkzeugen, ignorierte sogar die Mahlzeiten. Die anfängliche Intensität seines Interesses beruhigte sich aber nach einigen Tagen. Mit zwei Jahren hämmerte er Nägel in ein Korkbrett – normalerweise sind Kinder erst mit vier Jahren dazu fähig –, in Sperrholz im Alter von drei Jahren, der Durchschnitt liegt bei sechs Jahren. Mit viereinhalb Jahren baute er eine Hundehütte und benutzte dazu einen Hammer, Nägel, eine Säge und eine Stichsäge. Mit zehn Jahren baute er Konstruktionen zum Schwimmen und für sportliche Aktivitäten. Er konstruierte ausgefeilte Baumhütten für andere Kinder, die er sich bezahlen ließ, um das Geld für die Universität zu sparen. Ebenso baute er Hundehütten für Familien in seiner Stadt, sodaß er inzwischen ein Sparguthaben von 25 000 $ für seine spätere Ausbildung angesammelt hat. Zur Zeit errichtet er gerade etwas, das er „glueloos“ (Engl. glue = Leim, -loos = Endsilbe von igloos, Anm. des Übers.). Das ist ein Haus und jedes einzelne Zimmer hat andere interessante Formen und Strukturen, zudem gibt es verschiedene Ebenen. Sich darin aufzuhalten, ist sehr angenehm. Das einzige, was seine Eltern herausfinden konnten, ist, daß einer der Vorfahren Zimmermann gewesen war. Vielleicht kommt es daher.

Rowan ist jemand, bei dem sich in den Nachuntersuchungen nichts herauskristallisierte, was seine eigene Sache hätte sein können. Er ist in allem herausragend, Klassenbester und sehr beliebt, obwohl er sehr ruhig ist. Dann erzählte mir sein Vater eines Tages, daß Rowan sich sehr zurückhaltend darüber äußert, im Behandlungsprozeß als Säugling Gott getroffen zu haben. Da wurde es mir plötzlich klar – Rowan ist ein zutiefst spiritueller Mensch.

Ein Drittel der behandelten Kinder ist deutlich beobachtbar sehr tief mit der eigenen Spiritualität verbunden. Sie können das Licht in ihren Augen, in ihrem Gesichtsausdruck, in ihrem ganzen Wesen sehen. Sie können es auch anhand ihrer Träume nachvollziehen, die transformierenden Charakter haben und spirituellen Inhalts sind. Die Spiritualität lebt in ihrer Kreativität und inneren Freiheit, in ihrer allumfassenden Lebensfreude, und gleichzeitig haben sie die Fähigkeit, sich von allem loszulösen. Ich fragte Rowan einmal, was er tut, wenn jemand in der Schule wütend auf ihn ist. Er antwortete, „Also, es verletzt meine Gefühle, und ich sage auch, daß meine Gefühle verletzt sind, aber es verletzt nicht wirklich mich, das bin ich nicht wirklich. Ich bin tiefer hier drin. Ich bin ruhig und still. Ein Teich.“ Er sagte dies, als er vier war. „Gott ist friedvoll, blauer, klarer Raum“, und als seine Mutter ihn fragte, „Wollen wir zusammen meditieren?“, antwortete er, „Oh ja, ich meditiere sehr viel mit dir“. Ich fragte ihn, wie die Meditation beschaffen sei, darauf sagte er, „Ich gehe nur in leeren Raum.“

Ich filmte ein Video von ihm, als er dreieinhalb Jahre alt war, und verlor die Familie dann aus den Augen, als sie nach Japan übersiedelten. Sie schickten mir ein Video von ihm, das sie selbst aufgenommen hatten, und dann sah ich ihn, als er neun Jahre alt war, erst wieder, als ich ihn auf einer Reise besuchte. Ich hatte ein kribbelndes Gefühl im Bauch und wußte nicht genau, was ich zu erwarten hatte. In einer wunderschönen, ländlichen Stadt stieg ich aus dem Zug. Dort war ein langer Gehweg, vielleicht 250 m lang. Am anderen Ende war diese kleine Figur, die auf mich zuraste. Ich wußte nicht, daß sie mich meinte, aber es war Rowan. Er sprang in meine Arme, umarmte mich ganz fest und sagte dann einfach „Hallo“, voller Liebe. Seine Eltern berichteten, daß er noch nie so aufgeregt vor einem Besuch war. Er muß die ganze Zeit geplappert haben, „Wann kommt William? Wann ist morgen? Kann ich jetzt schlafen gehen?“, um im nächsten Atemzug zu sagen, „Wer ist William?“

Jetzt möchte ich gerne von David und seiner Großmutter Anni erzählen. Anni als Großmutter zu haben, ist wirklich ein Segen für ihn. Als ich ihn das erste Mal sah, fiel mir sofort die große Anspannung in seinem Gesicht auf, als er hereinkam. Seine Mutter ist Krankenschwester in der Geburtshilfe. Seine Geburt war sehr schwierig und lang gewesen, und nach seiner Geburt hatte er viele Anzeichen eines Geburtstraumas. Ich führte eine Diagnose im Sandkasten durch, indem ich verschiedenste Dinge, die Konzeptions- und Geburtstraumata verkörpern, im Sand aufstellte. Ich beobachtete, welche Gegenstände ihn zum Spiel animierten. Er suchte sich immer wieder die geburtssymbolisierenden Materialien aus. Deshalb begann ich mit der Behandlung seines Geburtstraumas und ging erst in der zweiten Phase zu seinem Adoptionstrauma über, das bisher nicht vollständig erledigt ist, was aber nicht mehr allzu lange dauern wird. Seine biologische Mutter war 13 Jahre alt. In der Untersuchung vereinbarte ich mit ihm, so wie ich es mit jedem Kind handhabe, einige Abmachungen über unsere Vorgehensweise. „Möchtest du durch den Geburtskanal gehen?“ Er weigerte sich sehr, sehr lange, er hatte zuviel Angst. (Wir verbrachten die ersten fünf Sitzungen nur mit Geburtsgefühlen, mit denen er im Sandkastenspiel umging. Sie müssen wirklich Erfahrung mit dem Sandkasten haben). Daher antwortete er, „Nein, er ist zu groß." Der nachgestellte Geburtstunnel war in seinem Falle eine große Kiste. Seine Antwort zeigt Ihnen, daß Sie auch frühes Trauma mit einbeziehen müssen. Dahinter liegt die Furcht, der Uterus sei zu groß. Jetzt ist er gerade 3,5 Jahre alt. Von David wurde auch erzählt, er solle von sich selbst gesagt haben, er sei zu groß. Das habe ich selbst nicht mit eigenen Ohren gehört. Ich fragte ihn, „Wie wäre es für dich, in dieser Kiste zu sein?" und mit großer Furcht in seinen Augen, kam seine Antwort, „Da wäre eine Explosion." Es ist sehr wichtig, diesen kleinen Kerl zu bestärken, genauso wie wir selbst Ermutigung brauchen, wir sollten unsere eigene Voreingenommenheit nicht auf die Kinder projizieren, sie erzählen es uns aus sich heraus.

Ein Sandkasten ist eine wasserdichte Vorrichtung, mit Sand gefüllt und mit Regalen voll mit den verschiedensten Spielobjekten, und die Kinder wählen solche Gegenstände aus, die prä- und perinatales Trauma repräsentieren können. Ich habe z. B. verschiedene Puppen mit unterschiedlichen, beispielhaften Geburtstraumata; eine hat einen gebrochenen Arm, eine ein blaues Auge, blaue Flecken oder auch Schnittwunden, sodaß ich verschiedene Wahlmöglichkeiten für verschiedene Traumata habe. Außerdem gibt es embryologische Symbole, Nabelschnüre oder Plazentas oder prähistorische Figuren, Eidechsen und Frösche. Während wir bei Babys den Grad der Konfrontation akzeptieren, indem wir über das Maß der Berührung verhandeln, lassen es uns die Kinder wissen, indem wir ihnen die Entscheidung über die Art des Spieles überlassen, entweder Sandkastenspiele, Geburtsspiele oder aber Maltherapie. Sie bewegen sich frei zwischen allen Möglichkeiten hin und her. Mit dem Sandkastenspiel beginne ich nicht vor dem 3. Lebensjahr, weil erst dann etwas Signifikantes einsetzt, was bisher noch in keinem entwicklungspsychologischen Ansatz oder keiner kognitiven Theorie aufgenommen worden ist. Mit etwa 3 Jahren beginnen Kinder in einer Weise zu symbolisieren, die ihnen vorher noch nicht gegeben war. Sie können diese Fähigkeit folgendermaßen austesten. Gehen Sie in das Zimmer des Kindes, nehmen eines der Lieblingsspielzeuge und lassen das Kind Sie dabei beobachten, wie Sie das Spielzeug verstecken, sagen wir hinter einem Kissen ihres Zimmers. Dann nehmen Sie das Spielzeug und verstecken es im Wohnzimmer, ohne daß das Kind diesen Vorgang bemerkt, und sagen ihm, „Ich habe dein Spielzeug versteckt." Wenn die Kinder daraufhin hinter dem Kissen nach ihrem Spielzeug suchen, sind sie fähig im Sandkasten therapeutisch zu spielen. Die Fähigkeit zu symbolisieren entwickelt sich zwischen drei und dreieinhalb Jahren. Die Kinder erkennen dann, daß das Spiel wirkliche Erfahrungen repräsentiert. Vor dem dritten Lebensjahr kann sich das Kind zwar im Sandkasten ausleben, es ist aber noch kein heilendes Erlebnis, weil dazu symbolisiert werden müßte. Der Sandkasten ist ein archetypisches Symbol, die Farbe des Wassers symbolisiert das Unbewußte. Der Sand ist ein Medium, das die Kinder mit ihren Händen formen können. Sie können Tunnels bauen oder einen Mutterleib. Der Sandkasten selbst ist eine ideale Umgebung, da er den peripheren Blick gefangen hält und die gesamte Aufmerksamkeit des Kindes absorbiert. Der Unterschied zwischen dem beschriebenen Arrangement und einfach im Sandkasten zu sitzen ist wie der Unterschied zwischen Zeuge sein und Verschmelzen. Es ist sehr sicher. Die Kinder bringen ihr Trauma nach außen, sehen es sich an und kontrollieren es. Bei David setzte ich auch, wie bei allen Kindern, embryologische und geburtstraumatische Symbole in den Kasten und zudem Symbole für spirituelles Trauma wie Mandalas, Murmeln und Lichter. Diese verschiedenen Symbole würden einen eigenen Workshop füllen. Und wo immer sich die Kinder hingezogen fühlen, zeigt an, woran wir arbeiten werden.

Normalerweise teilen die Kinder den Sandkasten in drei Segmente, besser Trimester auf. Entweder von links nach rechts oder von rechts nach links, aber in demselben Kind bleibt die Richtung unverändert. David spielte sein Geburtstrauma auf der linken Seite, in der Mitte das mittlere Schwangerschaftstrimester und auf der rechten Seite die Konzeptionsphase (aus der Blickrichtung vor dem Sandkasten stehend betrachtet). Auf der rechten Seite plazierte er also alle embryologischen Symbole, Plazentasymbole und Eidechsen. Sein heilendes Symbol war ein bewaffneter Panzer, den er benutzte, um seinen Aggressionen in Bezug auf das Geburtstrauma Ausdruck zu verleihen. Auf einmal machte er ihn kaputt und nahm das Geschütz aus dem Panzer heraus. Er bat mich darum, es (das Geschütz) für ihn aufzubewahren, und jedes Mal, wenn er zur Sitzung kam, fragte er als erstes nach „O.P.“ (so nannte er es). Das konnte vieles bedeuten, u. a. konnte es auch ein phallisches Symbol sein oder für Aggression stehen. Hier in die rechte Ecke legte er dieses Symbol für seine Plazenta und das Ei, und dazu seine Mutter und seinen Vater, dann nahm er O.P. und begann mit ihm ganz dicht bei seiner Mutter im Sand herumzustochern. Es erinnerte mich an einen Penis während des Geschlechtsverkehrs und wirkte auf mich recht aggressiv. Plötzlich legte er das Geschütz in den Panzer zurück und sagte, „rein und raus, rein und raus, rein und raus“, sein Blick wurde ausdruckslos, dann sagte er mit einem kaum sichtbaren Kampf in seinen Augen, „Ich kann es herausziehen, ich kann es herausziehen", als ob er diesen Satz jemandem gegenüber äußern würde. Danach wickelte er ein Stück Garn um das Ende von O.P. Was ich Ihnen damit zu verstehen geben möchte, ist, daß David sein Konzeptionstrauma ausagierte, wie er gezeugt worden war. Coitus interruptus könnte die Methode der Geburtskontrolle gewesen sein und ist möglicherweise mehrmals als Vorbeugungsmaßnahme verwendet worden, weil David bei zwei anderen Gelegenheiten nochmals in gleicher Weise das Garn über das Ende des Geschützrohres gewickelt hat. Er litt wiederholt an Ohrinfektionen, was mit seinem Trauma in Bezug auf den Geschlechtsverkehr seiner Eltern in Beziehung stand. Ich glaube, daß sein Ohr für ihn die Bedeutung hatte, die Aggression seiner Eltern zu hören, während sie Geschlechtsverkehr im frühen Schwangerschaftsstadium hatten. Sein rechtes Ohr war entzündet, deshalb nehme ich an, daß David mit seiner linken Körperseite entlang der Wirbelsäule seiner Mutter lag. Wenn Kinder mit Tieren ausagieren, dann beschäftigen sie sich gerade mit primitiven Gefühlsebenen, er wiederholte den Geschlechtsverkehr mit O.P. und der Eidechse als Mutter, oder aber sie war seine Aggressionsfigur. Er griff nach dem Plazentaobjekt, als seine Mutter und ich über seine Ohrentzündung sprachen, und die Tatsache, daß beide zur selben Zeit die gleiche Krankheit hatten, war recht auffällig. An diesem Fall können Sie nachvollziehen, wie Sie auf die Spur kommen können. Sie müssen keine Interpretationen liefern wie bei einem Erwachsenen, Sie müssen nur ihre eigene Geschichte des Geschehens entwickeln, und das wirkt heilend. Heilung entsteht auf der matriarchalen Ebene des Bewußtseins und auf der Ebene des Kontaktes, die ausschließlich von seelischem Wissen geprägt ist.

Zum Ende des mittleren Schwangerschaftstrimesters (d.h. im mittleren Sandkasten-Segment) begrub David seinen Vater, der danach völlig von der Bildfläche verschwand. Wiederholt begrub er seine Mutter und grub sie wieder aus. Im dritten Segment bearbeitete er sein Geburtstrauma. Er war unfähig irgendein Geburts- oder Konzeptionsspiel zu spielen, bis er beides im Sandkasten erledigt hatte. Die Gefühle waren zu überwältigend.

Die Kinder führen immer den Ablauf, ob sie nun Sandkasten, die Staffelei oder Tunnels, Röhren, Kissen oder Kisten für die Geburtsspiele wählen. Ich warte einfach. Mit Kleinkindern beginne ich mit dem Sandkasten, weil sie dort ihr Trauma ausagieren, was mir die Diagnose und auch meine Anteilnahme erleichtert. Auf die Kinder wirkt es nicht heilend, es ist chaotisch für sie, aber ich kann besser beurteilen, was vor sich geht, und kann deshalb in den späteren Geburtsspielen mit Mutter und Vater besser mitgehen. Die Kinder erzählen ihre ganze Geschichte im Sand.

Ich konnte bei David beobachten, wie in ihm eine Koboldhaftigkeit, Staunen, Weichheit und eine Aufgeregtheit und Ehrfurcht vor dem Leben aufblühte. Er entspannte sich langsam, grübelt jedoch noch viel. Die Videos anzuschauen und zu interpretieren, wirkt zwar nicht verletzend, trotzdem sollten Sie erst zu einem späteren Zeitpunkt damit beginnen, weil alle diese neuen Erfahrungen auf einer unbewußten Ebene einen Veränderungsprozeß durchlaufen. Sollte ein Kind chaotisch nach den Gegenständen greifen, wird dadurch Verwirrung in Bezug auf Grenzsetzung deutlich; entstehen keine klaren Strukturen im Sandkasten, sind verschiedenste Traumata miteinander verquickt, durcheinander geraten oder übereinander gelagert. Dann müssen Sie mehr Zeit auf die Sandkastenspiele verwenden, um alles zu sortieren. Sehen Sie einen Sandkasten, in dem sehr rigide Grenzen gesetzt sind und die einzelnen Darstellungen keine Verbindung haben, dann begegnen Ihnen schwer dissoziative Persönlichkeitsstörungen, bei denen es in keinem Segment eine Integration gibt. Nochmals zur Wiederholung: Sie sollten Sandkastenspiele solange ohne Interpretation gestatten, bis Sie zu einer Integration führen. Wenn ein Kind 7 Jahre oder älter ist, ist es sehr wichtig, mit dem Kind das Gebaute anzuschauen und zu besprechen. Sie sollten dem Kind gegenüber aussprechen, daß Sie verschiedene Teile sehen, weil das Kind dann selbst seine verschiedenen Anteile visuell wahrnehmen kann, danach können Sie sie gemeinsam genauer untersuchen. Sind die Bezirke voneinander abgegrenzt, bestehen starre Grenzen zwischen den Themenbereichen. Sie sollten dann bei diesem Kind verstärkt mit Hilfe der Videoreflektionstherapie arbeiten und dem Kind Interpretationen geben.

Wenn eine Frau unfruchtbar ist und sich zu einer Adoption entschließt, wird sie in der Folge oft schwanger. Indem Mütter sich für eine Adoption entscheiden, findet ein innerer Prozeß des Loslassens statt. Eine Ursache für Unfruchtbarkeit ist ein existentielles Dilemma oder eine Neurose, was einfach besagt, daß die Mutter, der Vater oder beide eine sehr tiefliegende Furcht davor haben, ein Kind zu haben. Üblicherweise artikuliert sich die Furcht in der Art, „Wenn ich ein Kind hätte, würde das, was mir widerfahren ist, auf das Kind übertragen ...“ Das ähnelt einer narzißtischen Persönlichkeitsstörung. Die Mutter ist irgendwie in ihrem eigenen Prozeß steckengeblieben, dann spielt die Ovulation nicht mit und was dann in diesem Zusammenhang gut funktioniert, ist die Entscheidung zur Adoption. Solange Sie Ihre Psyche überlisten können, handeln Sie nicht wirklich so, sondern halten Sie z. B. einen inneren Dialog mit Ihrem Unbewußten. Legen Sie sich hin und sprechen Sie Ihre Befürchtungen laut aus, schließen Sie einen Vertrag mit sich ab und treffen einige Vereinbarungen mit sich, holen Sie sich einen Freund, dem Sie zeigen können, wer Sie wirklich sind. Andererseits verhindern sehr häufig pränatale Traumata eine gesunde Fruchtbarkeit. Sehr wahrscheinlich haben Sie auch ein Trauma bezüglich ihrer Empfängnis oder aber die Haltung Ihrer Eltern zu Ihrer Zeugung ist ungeklärt. In diesem Falle gehen Sie in Ihrem Erleben zurück bis vor die Zeugung, gehen Sie den ganzen Weg. Der kraftvollste Workshop, den ich bisher gemacht habe, war der zusammen mit Michael Irving. Wir leiteten gemeinsam einige Zeugungsrituale an, in denen er den Aspekt der Maltherapie übernommen hatte. Ich empfehle Ihnen für diesen Prozeß Michael Irving, Graham Farrant, Barbara Findeisen und mich selbst. Es gibt verschiedene Möglichkeiten, den Weg zurück vor die Zeit der Zeugung zu gehen, z. B. mit direkter Regression, Hypnotherapie und Ritualen.

Ebenso kann sich aus der Angst vor einer Zeugung ein sog. Syndrom des „mangelhaften Gedeihens“ ergeben. Dieses Syndrom ist eine existentielle Zwickmühle, in der die Föten stecken, weil kein ausreichender Anlaß zu leben besteht. Zuvorderst steht die Ambivalenz der Eltern, überhaupt ein Kind zu haben. Normalerweise ist sie nicht bewußt. Auf einer bewußen Ebene wünschen sich die Mütter das Kind, aber aus narzißtischen Gründen. Tief in sich wollen sie das Kind nicht haben, weil dieser Umstand bedeutet, daß sie sich selbst verlieren, sie werden nicht selbst ein Kind sein, sie werden nicht verhätschelt werden, und in ihnen sitzt Furcht, innere Verweigerung, Ängstlichkeit …, deshalb ist das mangelhafte Gedeihen des Babys eine Antwort auf die mütterliche Deprivation, psychische Mangelernährung. Das drückt sich physisch und psychisch aus. Eine Mutter, deren Fötus einen Defekt in der körperlichen Entwicklung aufweist, wird eine insuffiziente Plazenta, kümmerliches Epithelgewebe zum Zeitpunkt der Eieinnistung haben, unzureichende Follikeltätigkeit in dem Eileiter haben, der das Ei in sich trägt, defekte Spermien. Es findet zwar eine Zeugung statt, die irgendwie lebensfähig ist, weil das Baby am Leben ist, aber alles andere ist unzulänglich.

Der Körper vermittelt also eine tiefe Botschaft der Hypotonizität. Es wird im Kind um den Geburtstermin Schlaffheit entstehen, Schlaffheit in der psycho-physischen Struktur. Sehr wahrscheinlich muß mit einem Trauma bezüglich Stillschwierigkeiten umgegangen werden und unter der Schlaffheit auf allertiefster Ebene wartet Zorn, Zorn über die Ungerechtigkeit, in dieses Leben gebracht und so ganz und gar abgelehnt worden zu sein. Wenn ein Baby nicht gedeihen will und die pränatale Versorgung keinen Anhaltspunkt liefert – die Mutter ißt gut und ist auch nicht besonders gestreßt –, dann ist es äußerst wichtig den Sachverhalt richtig anzusprechen und der Zeuge für das Baby zu sein.

Ich habe mit Müttern zusammen gearbeitet, die Föten hatten, die nicht größer wurden. Ich habe für die Kinder gesprochen, unterstellte Worte, so wie ich mir vorstellte, was die Föten sagen würden (als Grundlage dienten mir meine Erfahrungen mit erwachsenen Patienten mit diesem Problem). Diese Vorgehensweise wird „Alter-Ego-Sein“ genannt. In einem Fall sagte ich z. B. an Stelle des Babys, „Du hast allen deinen Freunden erzählt, wie aufgeregt du seist, weil du mich erwartest, und wie sehr du dir mich wünschst. Das ist völliger Quatsch. Du willst mich in Wirklichkeit gar nicht und darüber bin ich völlig verärgert. Für mich ist nicht genug da, ich will nicht kommen ...“. Wenn ich für das ungeborene Baby das Alter-Ego bin, passiert es häufig, daß es sich im Mutterleib stark bewegt, im gleichen Rhythmus mit meinen Äußerungen. Bei einer Mutter, die anfing zu weinen, sagte ich als das andere Ich zu dem Baby, „Schau her, Kind, sie mag dir im Moment leid tun, aber ihr Weinen ist nicht deine Schuld; es liegt in ihrer Verantwortung, ein Baby zu haben, verstehst du? – Hör zu Mama, du bist hier verantwortlich dafür, Mutter zu sein; sieh dir deine eigenen Gefühle diesbezüglich an und erkenne deine tieferliegenden Gefühle.“ Gleichgültig ob die Mutter mir geglaubt hat oder nicht, hat es nur wenige Fälle gegeben, in denen danach keine Gewichtszunahme festzustellen war (eine Mutter sagte sogar, daß ihr Kind endlich zunehmen konnte, weil die Wahrheit ausgesprochen war, und das führte bei der Mutter zu deutlicher Entspannung).

Mangelhafte Entwicklung wird dann in der Schwangerschaft diagnostiziert, wenn der Arzt den Herzschlag im entsprechenden Alter nicht hören kann, kaum Organe oder Gliedmaßen palpieren kann oder die Mutter keine Kindsbewegungen ab der 15. Schwangerschaftswoche spürt.

Hope Faith sagt folgendes über Steißgeburten: Ca. 20% aller Geburten beginnen in der Steißlage, die Babys können jedoch noch gedreht werden. Eine Steißgeburt ist viel leichter, als uns die Mediziner immer weismachen wollen, weil sie nicht darin ausgebildet sind. Es gibt eins über Steißgeburten zu sagen: Hände weg, intervenieren Sie nicht, greifen Sie nicht hinein und holen das Baby raus. Sie lassen die Mutter allein durch die Geburt gehen, und wenn sie den Punkt erreicht, an dem sie pressen will, halten sie sie vom Pressen ab, bis das Baby zur Hälfte geboren ist. Ich war eine Rechtsseitenlage, deshalb kam ich so heraus (zeigt es). Wenn das Baby in der normalen Steißlage ist, was bedeutet, daß die Beine ausgestreckt nach oben zeigen, wird die Hebamme (ich spreche über Hebammen, weil

Ärzte das normalerweise nicht tun) hineingreifen, und während das Baby geboren wird, wird die Mama überhaupt nicht pressen, sondern durch diesen Prozeß hindurchatmen. Das Baby ist ungefähr soweit draußen (zeigt es), und dann wird die Hebamme hineinfassen und ganz sanft den Beinen helfen hinauszukommen. Manchmal möchte ein Baby auf diese Weise geboren werden, dann ist es ein Fußling, dann kann die Hebamme hineinfassen und das Bein herausholen. Wenn das Baby erst einmal soweit gekommen ist, daß man langsam die Schultern bis zum mittleren Körper sehen kann, dann zieht man die Mutter an den Rand des Bettes und bringt sie dazu, mit dem Pressen anzufangen, wenn die Wehen kommen und sogar wenn keine Wehen da sind. Das ist die Technik, die ich gelernt habe, deshalb haben Sie Nachsicht mit mir. Mama preßt, das Baby kommt und die Hebamme greift hinein und entbindet die Arme, sobald sich die Schultern zeigen. Dann ist nur noch der Kopf drinnen, und an diesem Punkt werden viele hysterisch, weil man eine Nabelschnurkomplikation befürchtet, weil wenn der Fuß oder der Popo entbunden ist, drückt kein Kopf auf den Muttermund, der die Nabelschnur davon abhalten könnte, herunterzufallen und eingeklemmt zu werden. Eine andere Sache ist noch, daß der Körper den Muttermund nicht weit genug öffnet, und dann kann man den Kopf nicht herausbekommen. Wenn der Körper einmal entbunden ist, soll die Schwerkraft ihn auf die Seite des Bettes ziehen, und dann muß das Baby mit einem Handtuch zugedeckt werden. Man muß sie warm halten, weil sie durch die Kälte atmen wollen, und dann könnten sie Fruchtwasser schlucken. Dann wird das Baby auf den Bauch von Mama gelegt, und Sie greifen hinein und stecken Ihre Finger in den Mund des Babys und Sie ziehen am Kinn, damit sich der Kopf beugt, und wenn der Kopf gebeugt ist, wird er entbunden.

(Dr. Emerson nochmals): Ich glaube nicht, daß eine Steißgeburt stärker traumatisiert als irgendeine andere Geburt, besonders wenn sie so durchgeführt wird, wie eben gezeigt, mit einer Hebamme wie Hope und einer Mutter, die Vertrauen hat.

Die innere Dynamik des Geburtsprozesses

Es müßte viel darüber gesagt werden, wie sich andernorts Menschen an Kursen in Primärarbeit wie diesen beteiligen und diese Arbeit eher aufs Geradewohl tun, statt zu lernen und sich exakter darauf einzustellen. Es gibt wirklich sehr verschiedene Ebenen.

Im Verlaufe meiner Tätigkeit mit Säuglingen und Kindern haben mich die Babys einige Techniken gelehrt, die auch in der Arbeit mit Erwachsenen unglaublich kraftvoll sind. Heute möchte ich Ihnen die grundlegenden Theorien vorstellen. Inzwischen leite ich ausschließlich Ausbildungsseminare und führe keine primärorientierte Einzeltherapie mehr mit Patienten durch. Ich schreibe nur noch und bilde aus. Das zeigt, wie sehr ich mich dieser Sache verpflichtet fühle. Ich ermutige Sie dazu, sich mir anzuschließen, wenn Sie das Material in irgendeiner Weise anspricht. Ich möchte hinzufügen, daß die von mir geleitete Ausbildung in prä- und perinataler Psychologie eher zu den komplizierteren Bereichen gehört. Sie ist überhaupt nicht einfach, weil es derartig viel Wissen zu vermitteln gibt, daß ich über drei volle Jahre täglich acht Stunden unterrichten könnte und immer noch nicht alle Themen abgedeckt hätte. Andere Autoren und ich selbst haben über so vieles geschrieben. Es gibt also viel zu lernen. Dazu gehören das Wissen über die Fähigkeit zu Spiritualität, Sexualität, Bereiche der Psychologie, Biochemie, Neurophysiologie, Anatomie, Geburtshilfe und über das Arbeitsfeld von Hebammen, Osteopathen und Masseuren. Um die Arbeit zu tun, die ich tue, müssen Sie es ertragen, auf all diesen Gebieten relativ inkompetent zu sein.

Nachdem das alles gesagt ist, lassen Sie mich über meine Lieblingsprimärtechnik berichten. Ich erlernte diese Technik, als ich in London, England, lebte. Spät nachts nach einem Workshop ging ich nach Hause und fuhr mit der Untergrundbahn. Ich bestieg ein Abteil und trug dabei eine Babypuppe über meiner Schulter. Die Puppe steckte mit ihrem Kopf in einem Modellpelvis (Dr. E. legt währenddessen eine Puppe, die auf gleiche

---

Transkription eines Vortrages bei einer Tagung der International Primal Association, September 1994.

Weise eingeklemmt ist, über seine Schulter). Plötzlich bemerkte ich, daß alle Leute in diesem Wagenabteil, so als wäre es synchronisiert, ihre Geburtspositionen einnahmen! Sie begannen nervös zu zucken. In drei Viertel des Wagens wurden Zigarren und Zigaretten angezündet. Die Leute gerieten außer sich. Und dann wurde es wirklich interessant, weil der Zug zwischen zwei Stationen wegen eines Notfalles anhielt und die Lichter ausgingen. Die Notsignale leuchteten auf und machten ein Geräusch wie „bzz, bzz, bzz“. Es war also recht schummerig. Die Menschen fingen an mit ihrem Geburtsterror in Verbindung zu kommen. Wenn ich gesagt hätte, „Jeden, der mir 1000 Dollar gibt, werde ich blitzartig hier herausbringen“, wäre ich reich geworden. Also nur diese Puppe mit sich herumzutragen, in Ihrem Büro oder aber in der Therapiesitzung, ist alles, was Sie tun müssen. (Dr. Emerson zeigt anhand der Puppe verschiedene Positionen im Geburtskanal).

Der wahre Grund, warum ich diese Puppe habe, liegt darin, daß im Verständnisprozeß darüber, was mir die Babys mit ihren Körpern über die Geburt zeigen wollten, deutlich geworden ist, daß es vier Geburtsphasen gibt, die durch die Stellung des Babys determiniert sind. Ich werde sie Ihnen kurz veranschaulichen.

Zuerst noch einige grundlegende Informationen. Wenn wir geboren werden, nimmt unser Kopf die verschiedensten Konturen an. Er wird verformt, das ist normal. Ihr Kopf muß sich verformen, damit er aus dem Geburtskanal austreten kann. Was wird wohl passieren, wenn es kein Trauma gegeben hat? Der Kopf stülpt sich zurück in seine ursprüngliche Gestalt. Er bewegt sich von seiner kraniellen Verschiebung zurück in seine normale Form. Das geschieht innerhalb von Stunden oder manchmal wenigen Tagen nach der Geburt, d. h., daß die speziellen Anordnungen der Schädelknochen während der Geburt, nach der Geburt korrigiert werden. Gleichgültig welche Stellungen sich ergeben, ob grobe oder feinste Veränderungen während der Geburt hervorgerufen werden, sie werden zum Zeitpunkt eines Traumas fixiert. Und diese Stellungen speichern alte, traumatische Erinnerungen. Ihre ganz besonderen Haltungen des grobmotorischen Körpers, Ihres Skelettmuskelsystems, Ihres Schädels und anderer unerwähnter Körperteile sind tatsächlich durch das Trauma fixiert. Folglich dienen alle diese körperlichen Erscheinungsbilder der Diagnose von ungelöstem Trauma.

Wir haben diese Tatsache auf unterschiedliche Weise verifiziert, einerseits durch die Beobachtung nicht traumatisierter Babys, deren Schädelknochen keine Verschiebung, d. h. eine normale Kontur aufweisen, andererseits durch die Untersuchung alter Röntgenaufnahmen, die die Kopfform des Babys während des Geburtsprozesses und danach zeigten. Das lieferte einiges an Information über ihren psychologischen Prozeß und die Ursache ihrer Traumatisierung. Diese Fakten wurden sehr genau studiert. Sie schauen zuerst nach der kranialen Stellung, um ein Geburtstrauma nachzuweisen, und dann wird es sehr schnell komplizierter.

Frage Ich verstehe nicht, was Sie mit kranialer Stellung meinen?

Antwort Der Schädel verfügt über vier Hauptknochenarten: die parietalen, die frontalen, die okzipitalen und die temporalen. Während der Geburt werden sie verschoben und nehmen bestimmte Positionen ein. Das meine ich mit „kranialer Stellung". Das Bedeutende an der Position der Schädelknochen ist, daß sie Geburtstraumata reflektieren. Die kraniale Stellung normalisiert sich nach der Geburt, wenn kein Geburtstrauma entstanden ist, bleibt jedoch in der bestimmten Stellung fixiert, wenn ein Geburtstrauma vorliegt, solange bis das Trauma aufgelöst ist.

Frage Ist es möglich, die Form des Kopfes im Uterus mittels Ultraschall festzustellen?

Antwort Ja, das ist möglich, und es wäre eine gute Chance, das Vorhandensein eines Geburtstraumas zu bestimmen und ebenso sein Ausmaß, indem der Kopf vorher und nachher gemessen wird. Unter Umständen ist Ultraschall aber nicht so ungefährlich, wie angenommen wird. Einige Forschungsergebnisse beweisen, daß er irreversible neurologische Schädigungen verursachen kann.

Frage Bleibt dies also bis in das Erwachsenenalter bestehen?

Antwort Oh ja, solange bis das Trauma entlastet worden ist. Nachdem Erwachsene in einem therapeutischen Prozeß ihre Geburt wiedererlebt haben, können die Schädelknochen bis zu 80% in ihre Ausgangsposition zurückkehren – vielleicht sogar 90%. Es ist verblüffend, auch die Schädel von Babys normalisieren sich in Primärsitzungen. Sie können ein ploppendes Geräusch hören, was meist in den letzten vier Behandlungsmonaten passiert. So lernte ich diesen Vorgang kennen und überprüfte ihn dann auch bei Erwachsenen.

Lassen Sie mich Ihnen nun die grundlegenden Geburtspositionen vorführen. Wie werden Babys geboren? An diesem Punkt müssen Sie Kenntnisse im Bereich der Geburtshilfe haben. Kurz, im Schnellverfahren: Um geboren zu werden, müssen die Babys durch das Becken, und sie können den Geburtskanal nur passieren, wenn der Kopf quer in das Becken eingetreten ist. Das ist die 1. Phase. Babys können das Becken ohne diesen Vorgang nicht überwinden, weil es zu eng ist, deshalb dreht sich der Kopf des Babys entweder mit dem Gesicht nach vorne oder mit dem Gesicht nach hinten, d. h., der Kopf des Kindes muß sich drehen, um tiefer sinken zu können. Die erste Phase wird Querlage des Craniums genannt.

Die zweite Phase heißt Rotation des Craniums, weil der Kopf sich drehen muß und er tut es oft mit dem Absinken zeitgleich.

Die dritte Geburtsphase wird posteroanteriore Kopflage genannt, weil der Kopf mit Gesicht oder Hinterhaupt zum vorderen oder hinteren Becken ausgerichtet ist. Alle diese Begriffe sind auf die Lage des Beckens bezogen. Nochmals zur Wiederholung: Zuerst liegt der Kopf quer zum Becken und dreht sich dann in die posteroanteriore Kopflage. Der vordere Teil des Beckens ist die Symphyse.

Nun möchte ich über kraniale Traumastellungen sprechen. Jede Geburtsphase korreliert mit psychologischen Bedingtheiten, insbesondere spezifischen traumatischen Prägungen. Es gibt auch spirituelle Bedingtheiten. In der ersten Phase wird vornehmlich auf den seitlichen Kopf Druck ausgeübt. Deshalb wird jeder mit ungelöstem Trauma aus der ersten Geburtsphase einen schmalen oberen Kopf haben. Während der Geburt läßt sich der Kopf mit einem Luftballon vergleichen. Wenn Sie oben auf den Kopf drücken, wo wird er sich dann ausbauchen? Richtig, unten. Mit dem Wissen über die Beziehungsaspekte kann ich ziemlich sicher im Vorhinein sagen, welche Themenbereiche bei einem Menschen unverarbeitet sind. Das Wissen erhöht meine Fähigkeit, wirklich anwesend und einfühlsam sein zu können, und erlaubt mir eine Vorannahme, welche Inhalte in Phase 1A auftauchen werden. Phase 1A hat sehr viel mit Aussichtslosigkeit zu tun. Da beginnen wir gerade den Geburtsprozeß und verlassen die uroborische Welt des Mutterleibes. Ein parallellaufendes Prinzip zur präkonzeptionellen Reise, wir verlassen die spirituelle Welt, um empfangen zu werden. Es gibt auch Parallelen zur Frühphase der Schwangerschaft. Schmerzen zu Beginn der Geburt sind besonders hart, weil sie viele existentielle Fragen aufwerfen – Verzweiflung und Kampf und die vielen Sinnfragen mit den großen „Ws" – den „Warums" am Anfang. Manchmal können Sie eine Enge hier am oberen Kopfbereich sehen mit deutlicher Ausbildung von „C"-Kurven. Das bedeutet, daß diese Menschen in der ersten Geburtsphase steckengeblieben sind, wenn Sie starke Auswölbung oben auf dem Kopf sehen, in der späten ersten Phase.

Nun kommen wir zur zweiten Geburtsphase. In der zweiten Geburtsphase vollzieht der Kopf eine Drehung. Was Sie dann bei einer Person beobachten können, ist entweder eine leicht eingedrückte Stirn auf der rechten oder linken Kopfseite, oder aber Sie sehen etwas Ähnliches an der Schädelbasis, weil zwei Knochenbereiche des Schädels um das Sphenobasilargelenk herumschwenken (oder der untere Teil des Kopfes ist so). Sobald Sie gelernt haben, diese Merkmale zu finden, können Sie die Veränderungen im Schädel eines Menschen erkennen. Wenn Sie von oben auf den Kopf schauen, können Sie die Verdrehung richtig sehen. Natürlich geht die Drehung weiter hinunter durch den Durasack, die ganze Wirbelsäule hinunter bis hin zum Kreuzbein. Es bleibt also nicht nur bei der Schädelverschiebung, aber im Moment wollen wir uns darauf beschränken.

In der dritten Geburtsphase wird der Hauptdruck auf Gesicht und Hinterkopf ausgeübt und an den gesamten Schädel weitergegeben. Sie können an der Ausformung der Stirn bestimmen, ob in dieser Phase ein Trauma vorliegt oder nicht. Bei einem Trauma in der frühen dritten Phase nimmt die Stirn die Form des mütterlichen Kreuzbeins an. Um geboren zu werden, müssen Sie am Kreuzbein vorbei. Sehen Sie wie flach das Kreuzbein jetzt geworden ist. (Dr. Emerson zeigt die Veränderung des Kreuzbeins anhand der Puppe und des weichen Pelvismodells). Möchten Sie sehen, wie das Kreuzbein aussieht, wenn die Mutter liegend die Beine angezogen hat? (zeigt wieder an der Puppe, anfänglich völlig flaches Kreuzbein, am Ende nach oben gebogenes Steißbein). Haben Sie jemals den Satz „hitting the brickwall“ (wörtl. „die Backsteinmauer stoßen“ fig. „sich den Schädel einrennen“) gehört? Ein Trauma in dieser Geburtsphase verursacht ein solches Gefühl. Es gibt vier verschiedene Beckenformen (Dr. Emerson zeigt sie am Modell). In der dritten Geburtsphase gibt es viele verschiedene Stirnverformungen, wie bei einem Skiabhang. Die Person, die diese Puppe entwickelt hat, hat linksseitig gelegen und hat ein Trauma in der Phase 1B, in der Phase 2A, in der dritten und vierten Geburtsphase. Diese Puppe ist eine exakte Reproduktion seiner oder ihrer Geburt. Eines Tages sah ich mir die Puppe an und stellte fest, daß sie ein klassisches Aussehen eines Geburtstraumas hat, inklusive der Tatsache, daß das linke Bein wegen der Linksseitenlage verkürzt ist. Das Bein der Liegeseite ist immer verkürzt.

Wir gehen hier sehr schnell voran und es ist viel Material. Wenn Sie also die Stirn eines Menschen betrachten, können Sie genau festlegen, an welchem Punkt der dritten Geburtsphase ungelöstes Trauma vorliegt. Wenn sie nach oben abgeschrägt verläuft, ist ein Trauma vorhanden. Wenn sie eine Art Krater oder flachen Punkt an der oberen Stirnmitte finden, dann indiziert diese Tatsache höchstwahrscheinlich ein Trauma in der Phase 3B, wo die Stirn auf das Steißbein stößt.

Frage Was ist ein Kontaktpunkt?
Antwort Ein Kontaktpunkt ist die Stelle, an der der Kopf des Babys mit der Mutter in Berührung kommt, wo eine direkte Verbindung besteht.

In der vierten Geburtsphase ist der Kopf aus dem Geburtskanal ausgetreten und kann dann in seine Ausgangslage vor der Drehung zurückkehren. Der Körper liegt noch im Becken. Diese Phase korreliert auch psychisch mit dem Austritt des Kopfes, und manchmal findet hier ein größeres Trauma statt, als in den vorhergehenden Phasen. Bei 10% der Babys, die ich behandelt habe, wurde das Schlüsselbein gebrochen. Oft brechen Knochen während des Geburtsverlaufes, ohne daß diese Tatsache von den Ärzten erwähnt wird. Ich habe Geburtshelfer sagen hören, daß nichts daran getan werden könne, warum sollte es dann angesprochen werden? Sie können unter der Geburt kracksende Geräusche wahrnehmen und hören, wenn Knochen brechen.

Frage Glauben Sie, daß Ärzte nichts zur Verhinderung tun können?
Antwort Nein, nur behandeln.

Frage Auf welche Weise verändert sich das, was wir gerade gesehen haben, bei einer Zangengeburt?
Antwort Wenn alle genannten kranialen Stellungen bestehen und dann eine Geburtszange angesetzt wird, überlappt diese Verformung alle vorangegangenen. Bevor Sie die kranialen Traumastellungen angehen können, müssen Sie zuerst das Zangentrauma behandeln. Die Zange preßt den Schädel von beiden Seiten zusammen, sehr ähnlich wie in Phase 1, aber dann verursacht die Wendebewegung völlig andere Druckschemata, ungewöhnliche Muster, in der Stellung der Schädelknochen.

Lassen Sie mich noch etwas anderes ausführen, das ich faszinierend finde und erst vor einigen Jahren zum ersten Mal in Worte gefaßt habe. Ich nenne es die morphogenetische Theorie des Geburtstraumas. Morphologie ist ein Begriff, der auf eine bestimmte Struktur oder Form einer Sache hinweist. Das ist der Weg, wie Mütter und Väter ihr eigenes, ungelöstes Geburtstrauma auf ihre Kinder übertragen. Ein Faktum sollte ich zum besseren Verständnis vorausschicken: Jede Gelenkverbindung der Schädelknochen, von denen es ca. 50 gibt, steht in Wechselwirkung mit den Gelenkverbindungen des Beckens und des Kreuzbeins, weil sie in direkter Beziehung zueinander stehen. Wenn sich der Kopf unter der Geburt also in einer bestimmten Weise vorwärts bewegt, bewegt sich das Kreuzbein entsprechend. Jede Schädelbewegung wird von Becken und Kreuzbein direkt gespiegelt. Daher sind Schädel und Sacrum Spiegelbilder füreinander. Randolph Stone hat ein Buch mit dem Titel „Polarity Therapie" geschrieben, in dem er alle direkten Beziehungen zwischen Schädel und Becken dargestellt hat.

Das bedeutet, daß Mütter, die an ihrem Kopf ein ungelöstes Geburtstrauma haben, dieses direkt auf ihr Becken übertragen, weil das Becken ihre eigenen kranialen Stellungen reflektiert. Das Geburtstrauma wird an das Becken weitergegeben. Demzufolge unterwerfen entbindende Mütter ihre Babys dem exakt gleichen Geburtsdruck, den sie selbst in ihrer eigenen Geburt erlebt haben. Auf diese Weise werden Geburtstraumata von Generation zu Generationen fortgepflanzt, sodaß Kopfformen psychogenmorphologisch festgeschrieben werden. Aus diesem Grunde können Sie in den verschiedenen Generationen die gleiche Schädelform erkennen, weil die gleiche Traumatisierung stattfindet. Eine Analogie aus der Pflanzenwelt, die auf die Väter zutreffend ist, – sie sind der Boden, in dem die Pflanze wächst. Der Vater liefert den Unterbau für die Geburt. Wenn der Vater also ungelöste Themen hat, sickern sie in die Mutter und in das Baby ein, wo sie auf einer psychischen Ebene aufgenommen werden. Weil das Kind psychisch den energetischen Gehalt der väterlichen Themen in sich aufnimmt, werden sie im Schädel des Kindes reflektiert. Ich habe schon häufig eine Übertragung vom Vater zum Kind, ebenso wie von der Mutter zum Kind, beobachten können. Das ist zwar nur eine unmaßgebliche Meinung von mir. Es zeigt aber doch, wie wichtig es ist, sich den unverarbeiteten Inhalten zuzuwenden.

Eine andere Sache untersuche ich sehr genau, nämlich, inwieweit der Schädel seine ursprüngliche Gestalt mit der Primärarbeit zurückbildet. Wenn Sie allertiefste Primärgefühle im Zusammenhang mit der Geburt durchleben, was passiert dann mit dem Schädel? Ich konnte feststellen, daß die Schädelknochen ihre eigene Ordnung innehaben. Der Schädel reagiert auf Primärarbeit. Er hebt sich, wird geschmeidiger und flexibler und bewegt sich ein Stück weit in die richtige Stellung zurück. Was ich jedoch auch beobachten konnte, ist, daß Primärarbeit im Zusammenhang mit der Geburt nicht so klar erkennbare Erfolge mit sich brachte, wie zu erwarten gewesen wäre. Ich meine, wenn primärtherapeutische Behandlung mit der Auffassung des von mir gelehrten Systems durchgeführt worden wäre, hätte der Schädel vermutlich seine Form verändert. Sehr oft, so wie ich es früher auch gehandhabt habe, legt man sich einfach hin und taucht in die Geburtsthemen ein und hat, genau wie ich damals, keine Ahnung von Geburtsphasen und ihren psychologischen Entsprechungen. Meine Arbeit war daher damals unzureichend. Deshalb nehme ich an, daß Sie, wenn Sie sich nur mit dem konzeptionellen Rahmen, den Geburtsphasen und deren Entsprechungen beschäftigen, möglicherweise eine viel stärkere Befreiung der Schädelknochen erreichen, – aber ich habe diese Zusammenhänge bisher noch nicht untersucht. Zumindest hat sich, so wie ich die meiste Primärarbeit ursprünglich durchgeführt habe, meine Gesichtsstruktur nicht verändert. Mein Gesicht hat sich erst enorm verändert, seit ich meine jetzige Methode anwende. Ich sehe sehr viel jünger aus.

Frage Was passiert bei einer Kaiserschnittgeburt?

Antwort Das Baby bewegt sich auf diese Weise nach unten (zeigt es), so weit (zeigt es) und bleibt stecken. Von dort wird es herausgezogen, erfährt dabei Überdehnung im Nackenbereich, und die Schädelknochen werden in diese Richtung (zeigt es) verschoben, d. h. nach oben, denn wenn ein Baby herausgezogen wird, sind alle Druckverhältnisse beim Schädel genau entgegengesetzt. Möglicherweise können Sie die kraniale Stellung der frühen ersten Geburtsphase sehen. Wenn Sie eine derartig abgeflachte Stirn (zeigt es) sehen, ist es ein diagnostisches Zeichen für eine Kaiserschnittgeburt. Und die dritte Geburtsphase können Sie gar nicht sehen.

Frage Und was ist mit Steißgeburten?

Antwort Eine Steißgeburt folgt dem gleichen Prinzip, nur vollführen Sie mit dem Becken das, was Sie sonst mit dem Kopf tun. Sie haben die gleiche Verengung, die gleichen Rotationskräfte, die gleiche Vorwärts-Rückwärtsstellung etc.

Darüber hinaus ist es wichtig zu wissen, daß Sie unerledigtes Geburtstrauma auch energetisch ertasten und somit energetisch die Kontaktstellen des Schädels fühlen können. Eine wirklich einfache Methode ist das Erfühlen dieser Kontaktpunkte. Sie können diese Stellen an Ihrem eigenen und am Kopf einer anderen Person spüren und wissen dann, wie sie das Geburtstrauma in der entsprechenden Phase wachrufen können. Sie können auch sowohl bei einem Baby als auch bei einem Erwachsenen Druck an den Punkten ausüben. Zur weiteren diagnostischen Absicherung gibt es noch eine zusätzliche Maßnahme; nehmen wir an, daß dieses linke Ohr die Wirbelsäule berührt, dann suchen Sie auf dem Kopf den zugehörigen Kontaktpunkt. Es ist der obere rechte parietale Knochen. Wenn ein Kontaktpunkt an einer bestimmten Stelle zu fühlen ist, muß demzufolge an einer entsprechenden anderen Stelle ebenfalls einer zu finden sein, wenn diese Stellen das Trauma repräsentieren. Mit Sicherheit erhalte ich einen übereinstimmenden Beweis zur unterstützenden Bestätigung, daß genau in dieser Phase das Trauma stattgefunden hat. Ich kann nicht nur die jeweiligen Kontaktpunkte aktivieren, sondern auch den Kraftvektor zwischen den beiden, indem ich beide zusammendrücke. D. h., ich kann die kraniale Traumastellung während der Geburt erneut hervorrufen, indem ich die Kontaktpunkte benutze. Ich verwende also nicht nur eine posturale Analyse. Ich stelle exakt den gleichen Druck wieder her, der auch während der Geburt entstanden ist. Ist das verständlich? Ich gebe Ihnen ein Beispiel.

Auf diese Weise kann Geburtstrauma behandelt werden. Darüber hinaus existieren von den Kontaktpunkten ausgehend Spuren. Nehmen wir an, das Baby überwindet diesen Punkt vaginal. Sehen Sie, was mit dem Kontaktpunkt passiert (zeigt es)? Die Berührung war am linken Ohr. Jetzt dreht sich der Kopf des Babys in das Becken hinein und sinkt tiefer (zeigt es). Hier sehen Sie, was mit dem Kontaktpunkt passiert. Das Lumbosacralgelenk der Wirbelsäule schiebt sich quer über das Gesicht des Babys, hinunter zum Kiefer quer über das Kinn. Wenn ich also einen Erwachsenen nach einem möglichen Geburtstrauma untersuche, werde ich genau hier einen Kontaktpunkt finden (zeigt es). Wenn das Baby sich dreht, ist sehr wahrscheinlich, daß über das Gesicht des Babys eine Rotationslinie gezogen ist, die ich palpieren und sehr schnell finden kann. Indem ich diese Kontaktlinie durch Massage oder therapeutische Berührung oder sich verstärkenden Druck wiederbelebe, kann ich auch die zweite Geburtsphase erneut wachrufen. Ist das verständlich?

Nun werde ich Ihnen ein sehr einfaches Beispiel vorführen, was in der ersten Phase bei einem gynäkoiden Becken passiert. Die Kontaktpunkte und -linien sind für jeden Beckentyp verschieden. Es sind vier verschiedene Beckenausformungen zu lernen. Wenn Sie diese erst einmal gelernt haben, können Sie ungelöstes Geburtstrauma sehr schnell analysieren. Sie sind wie ein Detektiv und Sie haben eine gute Orientierung, da Sie zu jeder Zeit wissen, wo sich ein Mensch in seiner Gefühlsarbeit gerade befindet.

Frage Was heißt, etwas energetisch zu palpieren?

Antwort Gut, lassen Sie uns alle eine schnelle Energiepalpation durchführen. Nehmen Sie zuerst Ihre Hände und halten Sie sie in Schulterhöhe. Atmen Sie tief ein. Nun halten Sie Ihre Handinnenflächen in einem gewissen Abstand zueinander. Sehr langsam führen Sie jetzt Ihre Hände zusammen und beobachten dabei, ob Sie ein Energiefeld zwischen den Händen spüren können, weil jede Hand über ein Energiefeld verfügt. Sie werden merken, daß Sie an einem Punkt anlangen, an dem Sie einen Energieball fühlen. An dieser Stelle treffen sich die beiden Energiefelder. Und wenn Sie beginnen es zu fühlen, versuchen Sie die Form des Balles zu ertasten. Versuchen Sie die Qualität zu erkunden. Ist sie schwammig? Hat er eine Temperatur? Jeder erlebt es anders. Kribbelt es? Das ist Energiepalpation. Und wenn Sie sie nicht wahrnehmen können, machen Sie vielleicht einen der zwei Fehler, die häufig gemacht werden. Der eine ist, daß Sie sich zu sehr bemühen, oder aber Sie haben Schwierigkeiten, ihren eigenen Zellprozessen oder intuitiven Vorgängen zu vertrauen.
Versuchen wir es nochmal. Bewegen Sie Ihre Hand langsam auf Ihre Stirn zu. Dabei kann Verschiedenes anfangen zu passieren. Möglicherweise spüren Sie etwas in Ihrer Stirn, d. h. Sie bringen sich mit Ihrer eigenen Energie in Verbindung. Oder Sie spüren etwas in Ihrer Hand, d. h. Sie ertasten Ihre Stirn. Sie sollten also eine dieser beiden Wahrnehmungen fühlen, entweder in Ihrer Hand oder in Ihrem Kopf. Kontaktpunkte sind also Punkte am Schädel mit erhöhter oder verminderter Energie.

Nun lassen Sie uns etwas ausprobieren, das noch mehr Spaß macht. Nehmen Sie Ihre Hände und ertasten Ihren ganzen Kopf. Beobachten Sie, ob Sie irgendwo an Ihrem Kopf einen Kontaktpunkt finden können. Es ist eine Stelle an Ihrem Kopf, die sich irgendwie anders anfühlt. Schließen Sie Ihre Augen und versuchen ein Gespür für alle Energiefelder zu bekommen, die sich anders anfühlen, dann werden Sie die Kontaktpunkte finden, mit denen wir heute Nachmittag arbeiten können.

Frage Haben Sie jemals mit einem Baby gearbeitet, das im Koma lag? Und wie haben Sie mit dem Baby gearbeitet?

Antwort Ja, zuerst habe ich mich mit ihm energetisch und bewußt verbunden und habe dann die pränatalen Prozesse und die Geburtsprozesse aktiviert. In einem Fall lag das Baby aus psychologischen Gründen in einem Koma und kam daraufhin aus diesem

Zustand heraus. In einem anderen Fall veränderte die Behandlung lediglich die Struktur und den Körper. Es war danach entspannter. Es hängt also davon ab, was die Ursache für das Koma ist.

Frage Was ist mit Menschen, die chronische Nasenschleimhautprobleme haben?

Antwort Das kann die verschiedensten Ursachen haben. Es kann von der mütterlichen Fürsorge, die Sie erlebt haben, herrühren. Es kann daran liegen, daß sie Fruchtwasser geschluckt haben. Ich würde sagen, daß die Geburt am ehesten angeschaut werden sollte, weil vielleicht die Aufnahme von Fruchtwasser während der Geburt dafür verantwortlich ist.

Diese Arbeit wird Ihnen dabei helfen, sich dem Schmerz zu stellen, von dem Sie sich vollständig abgetrennt haben. Es ist die tiefste Art und Weise, zum eigenen Ursprung zurückzukehren, weil sie Ihnen den Zugang zu Ihrem unterdrückten Trauma öffnet, den Sie sich nicht anders hätten erschließen können. In meiner Geburt z. B., als ich in der ersten Geburtsphase war, wog ich weniger als ein Pfund und hatte ziemlich wenig Platz. Später in der Universität spielte ich immer in der Baseball-Mannschaft mit, obwohl ich nicht sehr gut war. Ich brauchte jedesmal drei oder vier Wochen, bevor ich überhaupt einen Ball werfen konnte, weil ich mich immer unter dem Schulterblatt verspannte. Oder beim Tennisspiel den Schläger über meinen Kopf zu heben, war in jeder Saison aufs Neue eine Tortur. Und ich hatte schon sehr, sehr lange Selbsterfahrung mit Primärarbeit. Als ich aber nach der Methode, über die ich gerade spreche, in tiefes Erleben kam, war einer meiner wichtigsten Kontaktpunkte gerade hier am Schulterblatt, weil ich versucht hatte, meine Schwester zu retten. Ich hatte mich im Geburtskanal umgedreht und hatte mit meiner Hand zurückgereicht. Diese Seite meines Beckens drehte sich auch, während ich mich umzudrehen versuchte. Zu diesem Kontaktpunkt und dem schematischen Ablauf des Geburtsvorganges wäre ich auf keinem anderen Wege gekommen. Es entfesselte zudem das tiefste Wiedererleben, das ich je hatte, weil ich sie vor dem Tod bewahren wollte, indem ich sie hinter mir herzog. Ich hatte eine solche Sehnsucht nach ihr. Vorher hatte ich eine Verbindung zu meiner Sehnsucht nach ihr knüpfen können, aber nicht zu dem Zurückgreifen und Drehen.

Danach fiel ich in ein neun Monate anhaltendes Primärgefühl, d. h. ich weinte jeden Tag, meist im Auto. Wenn ich ein wenig Zeit hatte, weinte ich. Ich mußte an die Seite fahren, anhalten und direkt an Ort und Stelle in die

Urgefühle eintauchen. Ich hätte nie ohne den beschriebenen Prozeß einen Weg dorthin gefunden. Und es hat mein Leben sehr stark verändert, denn ich war von Frauen mein ganzes Leben lang abhängig gewesen. Ich konnte mich endlich aus dieser Abhängigkeit befreien und enge Freundschaften mit Männern eingehen. Das war Ende 20. Ich empfinde große Dankbarkeit dafür, diese Methode entdeckt zu haben. Ich hatte bis dahin bereits jahrelang Geburtserlebnisse gehabt. Auch andere Aspekte meiner Primärarbeit hätte ich nie aufgedeckt, wenn ich die Kontaktpunkte nicht miteinbezogen hätte. Diese Methode ist also eine Möglichkeit, alle Aspekte Ihrer Geburt zu klären und zu bereinigen. Sie muß nicht gleich zu Beginn der Therapie Anwendung finden, sie ist eher eine verfeinerte Technik. Sie könnten zwar den ganzen therapeutischen Prozeß auf diese Weise führen, aber Sie müssen nicht. In mancher Hinsicht ist es viel leichter und spontaner, einfach in die Gefühle einzutreten, dann können Sie diese Methode in der Endphase anwenden.

Frage Als ich in Toronto arbeitete, begleitete ich Menschen in Einzelbehandlungen durch ihren Geburtsprozeß, auf symbolische Weise durch einen Geburtstunnel, aber ich habe es nie mit Gruppen ausprobiert. Wie machen Sie es?

Antwort Wir könnten heute mit der ganzen Gruppe arbeiten. Meines Erachtens ist das völlig in Ordnung. Ich bringe Menschen bei, wie sie ein Trauma der ersten Geburtsphase aktivieren können. Indem ich sie paarweise zusammenarbeiten lasse, öffnen diese Leute die Kontaktpunkte der ersten Geburtsphase und der Prozeß kommt von hier (zeigt auf seinen Kopf) sehr schnell nach außen. Es ist nicht wie in einem Geburtskanal oder anderen Spielen, die geburtsähnliche Gefühle auslösen, mit denen Sie am Rande spielen können. Das bringt wirklich tiefe Primärgefühle hervor. Ich bin mir ganz sicher, daß Sie diese Arbeit mit Gruppen machen können.

Frage Haben Kinder, die auf normalem Wege geboren werden, solche Kontaktpunkte, wie z. B. in Uganda, wo die Geburten sehr schnell verlaufen?

Antwort Babys werden mit Kontaktpunkten geboren, sie verschwinden aber sehr schnell nach der Geburt, vielleicht innerhalb von ein bis zwei Stunden nach der Geburt. So ähnlich ist es, wenn Sie sich Ihr Bein gestoßen haben, Sie können die Energie, die in der Verletzung liegt, fühlen. Während der Geburt wird das Trauma an den Berührungsstellen zwischen Kopf und Pelvis fixiert und sie bewahren die Erinnerung auf der Zellebene.

Frage Ich habe gehört, daß die Köpfe einiger Yogis sehr symmetrisch sind. Liegt es daran, daß Sie während ihrer Geburt nicht traumatisiert worden sind?

Antwort Ja, ich habe einige Zeit mit Yogis in Indien verbracht und ihre Köpfe sind richtiggehend phänomenal. Sie sind sehr glatt und haben keine Verformungen, von denen wir gesprochen haben. Ein Yogi erzählte mir sogar von seiner Geburt. Seine Mutter war im Freien und die Geburt war sehr leicht. Sie war gerade draußen, pflückte ein paar Früchte von den Bäumen und ging ein wenig umher. Er fiel geradewegs in ein weiches Lager aus Früchten. Sie nahm ihn auf, hielt ihn, stillte ihn und trug ihn ins Haus. Es wurde gesungen und gefeiert und heute ist sein Kopf wie ein goldener Ball!

Frage Können Sie uns etwas über die psychologischen und spirituellen Entsprechungen der Geburtsphasen sagen?

Antwort Ja, lassen Sie mich zu den Geburtsphasen zurückkehren. Ich muß vorausschicken, daß es sehr schwierig ist, einige Sätze auszuwählen, wo ich soviel Information an Sie weitergeben könnte. Phase 1A, die eine Schädelquerlage ist, hat viel mit existentieller Verzweiflung und Sehnsucht zu tun, weil die Stunden in dieser uroborischen Welt gezählt sind, in der buchstäblich alle Ihre Bedürfnisse befriedigt werden, mit viel Zeit hin und her zu fließen oder zu schlafen. Es gibt immer auch positive Aspekte im Mutterleib. Selbst in meinem Mutterleib waren positive Aspekte. Es gibt auch Trennungsangst in Phase 1A und Sehnsucht nach der spirituellen Welt. Phase 1A gleicht der Reise vor der Empfängnis, wenn Sie die spirituelle Welt verlassen.

In der präkonzeptionellen Reise gibt es zwei Hauptthemen. Ich brauchte Jahre, um für eines der beiden einen passenden Terminus zu fassen zu kriegen, weil ich ein sehr langsamer Lerner bin. Ich nenne es himmlisches Heimweh, was eine tiefe und echte Sehnsucht beschreibt, umzukehren und in diese wunderbare, schöne, nicht-komplizierte Welt der Seele zurückzugehen. Es ist eine zutiefst glückselige Existenz. Spirituelles Exil ist das andere Thema, bei dem man sich fühlt, als sei man hinausgeworfen worden. Es gibt viele kulturelle Mythen darüber, in denen man aus dem Himmel geworfen wurde und wie der Teufel in seinem Exil leben mußte. Das sind die Hauptthemen der präkonzeptionellen Reise.

Eine andere wichtige Thematik ist, nicht hinaus gehen zu wollen, nicht geboren werden zu wollen (sie entsteht in Phase 1A), weil die Welt so entsetzlich, abscheulich oder der Mutterleib so gut ist, oder auch beides. Das Trauma ist, eine Seele zu sein, die in diese physische Welt eintritt. Das ist ein gewaltiger Übergang. Sehr oft sind die Babys von präkonzeptionellen Gefühlen überwältigt und sind gezwungen den Übergang zu vollbringen, darüber hinaus können sie steckenbleiben und dann nicht in den Geburtskanal absinken. Es entsteht echte Machtlosigkeit und Unfähigkeit. Das setzt sich fort in Phase 1, weil sich bis dahin der Muttermund noch nicht vollständig geweitet hat. Deshalb geraten sie in Gefühle von „Steckenbleiben" und „Nichthinausgehen-Können", höllische Gefühle, qualvolle Gefühle.

Frage Haben Sie in diesem Land die Möglichkeit gehabt, Geburten beizuwohnen, die nur kurz gedauert haben?

Antwort Ja. Wenn in dieser Kultur Babys in weniger als zwei Stunden geboren werden, bedeutet das für die Babys fast immer, einen psychologischen Schock zu erfahren, weil uns beigebracht worden ist, daß Geburten länger dauern müssen. Wenn sie nur kurz dauern, dann wird von dem Geburtshelfer normalerweise gesagt, daß irgendetwas falsch ist. Also sind alle schockiert, das Baby mit eingeschlossen.

Zurück zu Phase 1B. Wenn Sie absinken und der Vorgang physischer wird, entstehen mehr Gefühle des Terrors. Die Kontaktpunkte weiter oben betreffen Phase 1A und die tieferen Phase 1B. Also können Sie jetzt an Ihrem eigenen Kopf fühlen und ah! und oh! sagen.

Phase 2 hat viel mit existentieller Zugehörigkeit zu tun. Sie ist ein Übergang zwischen Phase 1 und 3. Es ist wie im Niemandsland. Sie sind zu weit gegangen, um umzukehren, aber Sie müssen auch noch einen langen Weg fortschreiten und es gibt kein Licht am Ende des Tunnels. Aber der Muttermund ist voll eröffnet. Also tauchen alle Themen in Bezug auf existentielle Zugehörigkeit und den Sinn des Lebens auf. Es ist wie, „Oh nein, jetzt habe ich damit angefangen". Es verursacht zwischen der rechten und linken Gehirnhälfte ein riesengroßes Verletzungs(Läsions-)muster, wie es in der Cranio-Sacralarbeit genannt wird. D. h., es entstehen die verschiedensten Störungen wie z. B. Lernschwierigkeiten oder -störungen, Störungen der räumlichen Wahrnehmung, Wahrnehmungsschwierigkeiten, Aufmerksamkeitsmangelsymptome, leichte neurologische Anzeichen, Krämpfe, psychomotorische Funktionsstörungen, manchmal Sprachschwierigkeiten u.v.m. Es ist ein ganzes Syndrom von Dingen, die zusammenhängen. Die Psychologie der zweiten Geburtsphase hat viel mit Ausrichtung zu tun, wie z. B., wo Sie sich gerade in ihrem Leben befinden. Sie können die Tendenz haben, sich in ihrem Leben immer wieder verloren zu fühlen. Sie neigen dazu, sich auf dem Weg von einem Ort zum anderen zu verirren. Oder Schwierigkeiten zu wissen, wo rechts und links ist, entstehen aus Phase 2. Die Ursache hierfür liegt in der Rotation des kindlichen Kopfes. Eine Frage, die dazu paßt, ist, „Gehe ich den richtigen Weg?". Wenn sich dann noch die Nabelschnur um den Hals des Babys schlingt, kann diese Phase bildhaft für den „Anfang vom Ende" stehen, viel, viel Furcht. Es kann auch antizipierende Panik entstehen, z. B. keine Luft mehr zu bekommen oder die Kraft zu verlieren. Chronische Nackenschmerzen und Schmerzen des unteren und oberen Rückens sind mit dieser Phase assoziiert, weil die Verdrehung vom Nacken ausgehend den ganzen Rücken hinunter bis ins Steißbein verläuft. Grofs Buch kann Ihnen bei diesem Thema helfen.

Frage Woher kommt eine Funktionsstörung der Kiefergelenke?

Antwort Diese Funktionsstörung des Kiefergelenkes hat ihren Ursprung in einem Rotationstrauma aus Phase 2. Die Kontaktlinie geht über den Kiefer. Wie viele von Ihnen sind von Punkt A zu Punkt B gefahren und haben sich gefragt: „Wie, zum Teufel, bin ich hierhin gekommen?". Das ist Phase 2. Sie sind in Gedanken versunken und sind eigentlich ganz woanders.

Dritte Geburtsphase. Sie wird der Kampf auf Leben und Tod genannt, denn wenn Sie dem Tode nahe kommen, dann in Phase 3. Die Mutter wird müde, Sie werden müde, und es gibt vieles in der dritten Geburtsphase, was noch durchstanden sein will. Depression, die von der ersten Geburtsphase herrührt, wird endogene Depression genannt. Depression der Phase 3 heißt exogene Depression. Mit ihr ist Angst assoziiert. Wenn Sie also ein Mensch sind, der sich niedergeschlagen oder niedergedrückt oder krank fühlt und damit Angst verbunden ist, dann haben Sie vermutlich ein Trauma in der dritten Geburtsphase. In dieser Phase bewegt sich das Baby durch die Vagina der Mutter und sie kann in dieser Zeit sexuelle Gefühle entwickeln. Diese Phase kann auch Auswirkungen auf ihre eigene Sexualität haben. Wenn die Geburt sehr schnell verläuft, könnten Sie unter vorzeitigem Samenerguß leiden. Wenn Sie Schwierigkeiten hatten, durch Phase 3 hindurchzukommen, könnten Sie impotent sein oder Anorgasmie könnte die Folge sein, wohingegen die Sexualität hinsichtlich der Phase 1 eher mit Angst vor Nähe (Intimität), Bindungsangst zu tun hat. Vieles aus dem Trauma der Phase 1 taucht in sexuellen Fehlfunktionen wieder auf: klaustrophobische Angst, Angst zu nah zu sein, Angst impotent zu sein, Angst vor dem Verlust des Selbst usw.

Die vierte Geburtsphase. Die Erläuterung zu den Geburtsphasen hätte etwas systematischer sein können, aber lassen Sie uns fortfahren. Die vierte Phase hat viel mit Themen in Bezug auf Trennung, Verlassenheit und Bindung zu tun. Babys gehen durch eine überaus schwere Prüfung und wir fragen nicht, „Wie war es?“. Ich möchte noch etwas anderes über Geburt sagen, bevor wir aufhören. Zusätzlich zu den möglichen Traumata aus den verschiedenen Geburtsphasen, gibt es Traumata, die Entbindungstraumata genannt werden, was besagt, daß geburtshilfliche Eingriffe bestimmte Arten von prägenden Auswirkungen auf das Baby haben. Zangengeburten haben zum Beispiel eine bestimmte Art von Auswirkung, die bestimmte psychologische Entsprechungen mit sich bringt, genau wie bei Kaiserschnittgeburten oder Steißgeburten. Zudem gibt es Übertragungstraumata, bei denen das Geburtstrauma der Eltern auf das Baby übergeht. Um Geburt wirklich verstehen zu können, müssen wir verstehen, daß alles, was pränatal passiert ist, in der Geburt kanalisiert wird. Die Geburt fixiert alles, was Ihnen widerfahren ist. Nehmen wir an, daß Ihre Mutter sie während der Eieinnistung nicht wollte, und Sie hätten es als schwer empfunden, einen Platz zum Leben zu finden. Selbst wenn Sie nach der Geburt gut in Empfang genommen worden sind, werden Sie es vielleicht doch wahrnehmen wie unwillkommen zu sein, weil Sie dieses emotionale Gepäck mit sich herumtragen. Sehen Sie jetzt, warum Geburtsarbeit so kompliziert ist? Sie ist aber auch aufregend, und ich lade Sie ein, mich in dieser Arbeit zu begleiten.

Literaturverzeichnis

Armstrong, T. (1994) Spiritualität des Kindes. Synthesis Verlag, Essen
Bugental, J. (1987) The Art of the Psychotherapist. Norton & Co, New York London
Chamberlain, D. (1990) Woran Babys sich erinnern. Kösel, München
Emerson, W. (1984a) Infant and Child Birth-Refacilitation. University of Surrey Press
Emerson, W. (1984b) Infant and Child Birth-Refacilitation: A Videotape. University of Surrey Press
Emerson, W. (1987a) Primal Therapy with Infants. Aesthema, Journal for the International Primal Association
Emerson, W. (1987b) The Treatment of Prenatal and Perinatal Trauma in Infants and Children: Preventive Psychology (schriftliche Abhandlung, 3. Internationalen Kongreß für prä- und perinatale Psychologie, San Francisco, CA)
Emerson, W. (1989) Psychotherapy with Infants and Children. Pre- and Perinatal Psychology Journal
Emerson, W. (1990) Healing Birth Trauma in Children: A Seminar for Parents and Professionals, Videotape. Emerson Training Seminars
Emerson, W. (1995a) Treating Birth Trauma During Infancy: Forceps Trauma, 2 Videotapes. Emerson Training Seminars
Emerson, W. (1995b) Treating Birth Trauma During Infancy: Cesarean Trauma, 2 Videotapes. Emerson Training Seminars
Emerson, W. (1995c) Treating Birth Trauma During Infancy: Cord Trauma, Videotape. Emerson Training Seminars
Farrant, G. (1987) Cellular Consciousness. Aesthema, Journal for the International Primal Association
Fodor, N. (1949) The Search for the Beloved. University Books, New Hyde Park, NJ
Goodfield, B. (1977) Vortrag bei der Counsel Grove Conference, April 1977
Grof, S. (1983) LSD-Psychotherapie. Klett-Cotta, Stuttgart
Grof, S. (1987) Topographie des Unbewußten. Klett-Cotta, Stuttgart
Janov, A. (1976) Der Urschrei. Fischer, Frankfurt
Khamsi, S. (1987) Birth revisited. Aesthema, Journal for the International Primal Association
Khamsi, S. (1988) The Success and Failure of Primal Therapy. Aesthema, Journal for the International Primal Association
Laing, R. (1978) Die Tatsachen des Lebens. Kiepenheuer & Witsch, Köln

Lake, F. (1966) Clinical Theology. Darton, Longman and Todd, London
Lake, F. (1978a) Birth Trauma, Claustrophobia and LSD Therapy. In: Rowan, J. (Ed.) The Undivided Self. Churchill Centre, London, p 10–29
Lake, F. (1978b) Treating Psychosomatic Disorders Related to Birth Trauma. Journal of Psychosomatic Research
Lake, F. (1979) The Significanca of Perinatal Expirience. In: Pirani, A. (Ed.) Birth and Rebirth. Milroy, London
Lake, F. (1981) Tight Corners in Pastoral Counseling. Darton, Longman, Todd, London
Leboyer, F. (1992) Geburt ohne Gewalt. Kösel, München
Marcher, L., Jarlnaes, E. (1987) Bodydynamics and the Larger Developemental Content. Paper presented at the Third International Congress on Pre and Perinatal Psychology, San Francisco, CA
Marcher, L., Bentzen, M. & Jorgensen, S. (1989) The Bodydynamic Character Structure Model. Energy and Character, Vol. 20, No. 1
Mott, F. (1952) Play Therapy and Infantile Paralysis. Integration Publishing
Orr, L. (1998) Das Rebirthing-Buch, Die Kunst des Atmens. Koha Verlag, Burgrain
Peerbolte, M. (1975) Psychic Energy. Servire Publishers, Wassenaar
Rank, O. (1924) Das Trauma der Geburt und seine Bedeutung für die Psychoanalyse. Psychosozial-Verlag, Gießen 1998
Ray, S., Mandel, B. (1987) Birth and Relationships. Celestial Arts, Berkeley
Rothgeb, C. (Ed.) (1973) Abstracts of the Standard Edition of the Complete Psychological Works of Sigmund Freud. International University Press, New York
Rothgeb, C. (Ed.) (1978) Abstracts of the Collected Works of C.G. Jung. DJEW Publication, National Institute of Mental Health, Rockville, MA
Stone, R. (1994) Polarity Therapie. Irisiana Verlag, München
Swartley, W. (1977) Interviewed by John Rowan. Self & Society
Swartley, W. (1978) Major categories of early psychosomatic traumas. In: Rowan, J. (Ed.) The Undivided Self. Centre for the Whole Person, London
Verny, T. (1985) Das Seelenleben des Ungeborenen. Ullstein, Frankfurt
Videgard, T. (1988) The Success and Failure of Primal Therapy. Aesthema
Wasdell, D. (1983) Foundations of psycho-social analysis. Energy & Character, Vol. 14, No. 2